U0122175

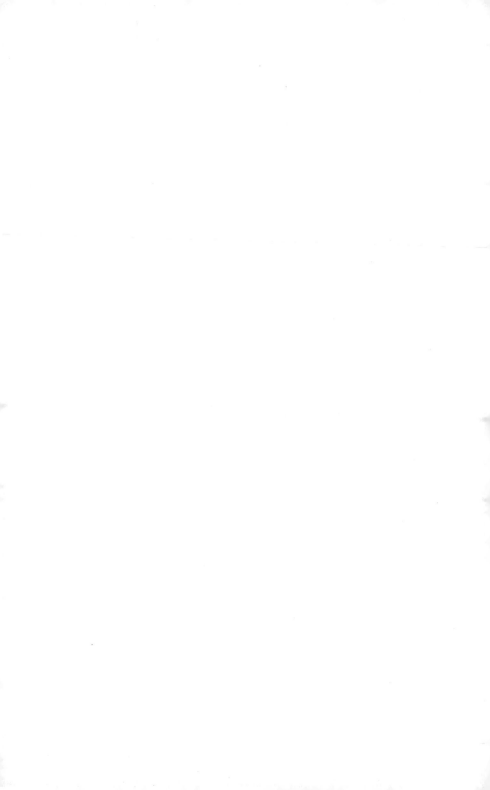

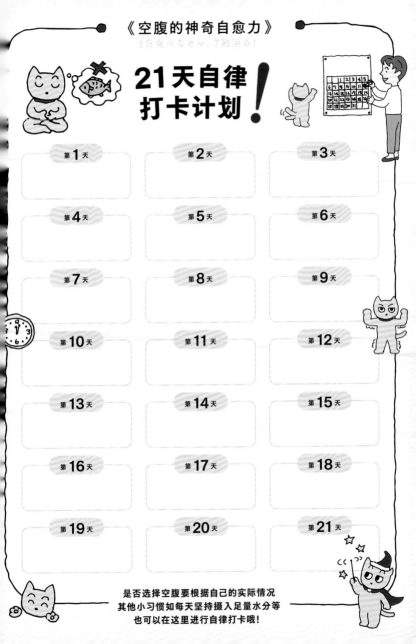

《空腹的神奇自愈力》
3日食べなきゃ、7割治る！

21天自律打卡计划！

第1天	第2天	第3天
第4天	第5天	第6天
第7天	第8天	第9天
第10天	第11天	第12天
第13天	第14天	第15天
第16天	第17天	第18天
第19天	第20天	第21天

是否选择空腹要根据自己的实际情况
其他小习惯如每天坚持摄入足量水分等
也可以在这里进行自律打卡哦！

提升"空腹力"，身体就会有奇迹，

让饥饿感打开自愈开关，

每个人都能重新拿回健康主导权。

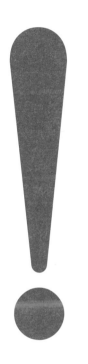

空腹的神奇自愈力

[日]船濑俊介———著

李萌———译

天津出版传媒集团

天津科学技术出版社

著作权合同登记号：图字 02-2024-024 号

SHINSOUBAN MIKKA TABENAKYA NANAWARI NAORU!
Copyright © 2018 SHUNSUKE FUNASE
All rights reserved.
Originally published in Japan in 2018 by Business-sha Co., Ltd.
Simplified Chinese translation rights arranged with Business-sha Co., Ltd.
through AMANN CO., LTD.

图书在版编目（CIP）数据

空腹的神奇自愈力 /（日）船濑俊介著；李萌译
. -- 天津：天津科学技术出版社，2024.4

ISBN 978-7-5742-1940-3

Ⅰ . ①空… Ⅱ . ①船… ②李… Ⅲ . ①保健 – 方法
Ⅳ . ① R161

中国国家版本馆 CIP 数据核字 (2024) 第 068404 号

空腹的神奇自愈力
KONGFU DE SHENQI ZIYULI

责任编辑：孟祥刚
责任印制：兰　毅

出　　版：天津出版传媒集团
　　　　　天津科学技术出版社
地　　址：天津市西康路 35 号
邮　　编：300051
电　　话：（022）23332490
网　　址：www.tjkjcbs.com.cn
发　　行：新华书店经销
印　　刷：艺堂印刷（天津）有限公司

开本 880×1230　1/32　印张 6.5　字数 118 000
2024 年 4 月第 1 版第 1 次印刷
定价：55.00 元

序 言

明明很容易，为何没注意？

"空腹，病就可能好转！"

事实就是如此简单。

人们身体一不舒服，马上就会吃药。即使有人说吃太多药，对身体不好他也听不进去。现在，医生也明确承认吃药不能完全治愈疾病。总之，医生也不能让所有疾病痊愈。尽管如此，人们还是一生病就赶到医院，请医生看病。

但是，很多人还是在医院里去世……

家人捶胸顿足，悲痛欲绝。但是，为时已晚。

"现代医疗对九成的慢性疾病都无能为力。不但治不好，反而可能使其恶化，致使人死亡。"

"如果九成无效且过度的医疗从地球上消失的话，人类或许就能更健康幸福地安享长寿了。"

所有人都应该知道这个不可辩驳的真相。

我曾在其他书中向大家讲述了过度医疗的危害，然后接连不断地收到读者们困惑的询问："那要怎么办才好呢？"

本书就是答案。

治病，治好病，除了去医院之外，方法有 5 个。

①少食、断食；②笑；③感谢；④深呼吸；⑤肌肉锻炼。

①少食、断食：辅助治疗疾病的妙法。即使生病了，有时也可以通过"别吃、别动、睡觉吧"来增强免疫力和排毒能力，辅助治疗，转眼间病就好了。即使少食类型中的轻断食也有令人瞠目结舌的效果（见第 1 章）。

小到感冒、腹痛、腹泻、头痛，大到便秘、特应性皮炎、脚气病、腰痛、抑郁症、糖尿病、心脏病、肝病，甚至是部分需要透析的患者都可用此法改善病情（见第 2 章）。

而且现在，不可思议的是，断食可能连某些癌症都能改善（见第 3 章）。另外，对改善不孕不育症和勃起功能障碍也有显著辅助效果（见第 5 章）。

②笑：笑能有助于治疗癌症。人在笑的时候，和癌症斗争的自然杀伤细胞会增加 6 倍。笑不仅能提升免疫力，也能使特应性皮炎、风湿病、糖尿病、高血压等疾病逐渐好转。所以，对于"笑"的医疗效果，你应该感到惊叹（见第 6 章）。

③**感谢**："谢谢"是辅助治疗疾病的魔法语言。"感谢之心"能治好疑难杂症。这个辅助治病机制已经在最新脑科学研究中被证明了（见第6章）。

④**深呼吸**：深深地吸一口气再呼出来，只有这样，副交感神经才会发挥作用，能促进血液循环，帮助疾病痊愈。多数疾病都是由血流速度慢和缺氧引起的。因此，我推荐实行数呼吸次数的"数息法"（见第7章）。

⑤**肌肉锻炼**：肌肉可以释放出有助于治疗疾病、延缓衰老的激素。激素的释放量跟肌肉量及活动量成正比。患病和衰老主要的原因是肌肉衰老。如果锻炼和增强肌肉的话，就能释放出让人变年轻的激素，疾病也能得到改善（见第7章）。

以上就是帮助治病的方法。综合使用这些方法，就能发挥奇迹般的效果，充分感受到生机勃勃的健康和长寿。而且，不用花钱，谁都可以，无不良反应，真让人开心！

请怀揣希望翻开这本书吧。

别吃，别动，睡觉吧

——"空腹"是改善疾病的妙法

第
1
章

这些病，
很快就能好转！
——断食，恢复生命的奥秘

第 2 章

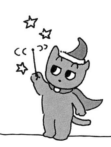

断食能改善癌症!

——鹤见式"酶断食"的威力

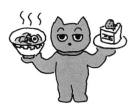

伙食费减半，
寿命延长
——被长寿基因证明的令人震惊的真理

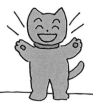

如果断食，
不孕和勃起功能障碍
都会得到改善

——精力充沛，提高生育能力

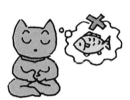

“笑”是良药；
“感谢”是灵药

——笑一笑，
自然杀伤细胞就增长 6 倍!

第

6

章

用"深呼吸"和"肌肉锻炼"的方法辅助治疗疾病

——深呼吸和肌肉锻炼可以保持年轻，预防衰老

第 7 章

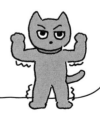

第 1 章

别吃，别动，睡觉吧

—— 『空腹』是改善疾病的妙法

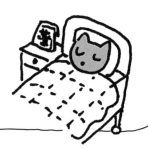

吃半饱，有益于长寿

◉ "六分饱，忘记老" 的证明

1935 年，美国康奈尔大学的克莱夫·M.麦凯教授在论文中指出："热量摄入量限制在 60% 的老鼠生命延长了一倍！"

相反，想吃多少就吃多少的老鼠，寿命缩短了一半。

"热量摄入减少一半，寿命会增加。"

这一点已被许多实验证明。

也就是说，现代人吃的是所需量的 2 倍，所以大自然给予人类的寿命会受到影响。

"八分饱，不看医；六分饱，忘记老。"

这是拥有悠久历史的瑜伽的信条，瑜伽是世界上古老的身心科学。康奈尔大学的实验，竟然和瑜伽的信条传达了同样的真相。

"别想办法吃，要想办法不吃。""享受空腹。"

瑜伽的信条，拯救了亚健康的人类。

一直以来，人们觉得"别无二般地吃"才幸福。

"吃"才是幸福的根本。

"可以吃饱"是令人憧憬的生活状态。

然而，生命的奥秘却并非如此。

"不要饱食！"

前人曾向我们传达过并且教诲着同样的真理。也许，"穷一点才会变幸福吧"。

我们应该再一次接受这些前人的箴言，并将其作为现代人的锦囊，不是吗？

断食是改善疾病的妙法

◉ 野生动物什么都不吃，就能自行痊愈

"断食是改善疾病的妙法。"

这是瑜伽信条的根本。

野生动物也会生病或受伤。不过，它们常常什么也不吃，躺在巢穴里静静地等待恢复。野生动物这种出于本能的做法，让我们知道了断食是治病疗伤的方法之一。

所谓本能，就是"自然的机制"，是宇宙的法则，也可以说是自然规律。其中，重要的是"什么都不吃"。食物的消化、吸收会消耗超出想象的能量。据说如果三餐好好吃的话，消化、吸收所消耗的能量可以跟跑完全程马拉松消耗的能量相匹敌。

所以野生动物在生病或受伤的时候，首先选择断食。

◉ 饥饿感打开生命力开关

通过断食，能够把消化食物的能量转移并集中到免疫、排毒功能中去。

另外，饥饿感会打开生命力开关。饥饿对身体来说是一种危机状态。因此，警报一响，身体里的生命保障系统便一齐运作。于是，就打开了免疫力、自然治愈力、排毒能力的开关，白细胞等免疫细胞也不断增加。

全身细胞都会发生变化。

也就是促进细胞由内而外地排毒，加速全身的新陈代谢。这样，全身细胞都得到清洁，身体的生命功能如雨后春笋般地新鲜复苏。

◉"别吃、别动，睡觉吧"

当处于生病、受伤等痛苦的时候，先"别吃、别动，睡觉吧"。

这是永恒不变的原则。这样一来，内在的自然治愈力就会起作用，用不了多久，身体就会恢复健康。

但是，现代人却做着和这个原则完全相反的事情。而且是在不知不觉中，被驱使着做。

首先，营养师和医生都会这样告诫患者：

"不好好吃饭的话，病是治不好的啊！"

虽然我认为这种告诫有点不正常，但是营养师和医生觉得没问题。

因为这是他们从营养学和西医学中学到的知识，并且他们对此深信不疑。

这正是其恐怖之处。

医学界命令患者"好好吃三顿饭"。

日本厚生劳动省也指导人们"好好吃三顿饭"。

专业人士建议一天至少要吃 30 种食物。其实，这种做法毫无意义。然而，相信并且奉行的人却很多。

这些人觉得少吃一餐都不正常。

我自己一天几乎只吃一顿正餐，过得很舒服。

然而，周围人会对此投来惊讶的目光。

◉ 所谓"丰富"的饮食其实是不健康的饮食

"一天吃一顿"，大部分人都会感到困惑吧。

"吃饱，吃美味的食物，有什么错！"

我眼前浮现出人们可能会出现的愤慨表情。丰富的食物，丰盛的饭菜……那才是幸福的象征。确实，要论食物的丰富和充足，就属现代社会了。

我们的周围充斥着各种各样的食物。

可另一方面，现代人却苦于前所未有的不健康。

情况比较糟糕的是美国人。美国人的健康状况是全球发达国家中较差的。而且，美国医疗费很高。

超级肥胖、心脏病、糖尿病、脑卒中（中风）、癌症、过敏，甚至抑郁症、自杀、发育障碍等疾病频发，看起来美国确实有"病态的超级大国"的凄惨姿态。

而且日本在文化上被美国"占领",除此之外,日本人的健康状态的恶化程度也在追赶着美国。特别是癌症、心脏病、糖尿病等生活方式病,每年都高发。

位列不良生活习惯首位的是饱食,第二是高热量饮食。

此时,大部分人都会怀疑自己的耳朵吧。

肉、煨炖菜、面包、黄油等丰富多样的欧美高热量食物,这是日本人憧憬的终极饮食。

"别说不负责任的话!"

如果否定了人们憧憬的"丰富"的饮食生活,谁都会发火吧。

但是,这完全"吃错了"。

◉ 过度饮食会变老!

我现在 67 岁,但是,头发却是黑油油的,身材是倒三角形,肌肉隆起,心理年龄 30 多岁。所以,我完全没有已过花甲的感觉。

回到故乡日本九州参加高中同学会后我惊讶地发现,10 个人中除了我以外,其他人都已头发花白,其中还有连头发都快掉光的老朋友。他们看着我的脑袋,佩服地说:"染头发了啊。"当我说"这是我自己的头发"时,他们发出了"欸?!"的一声，被吓了一跳。我环顾四周，发现很多跟我同龄的朋友和老熟人明显变老了。

"白发是变老的标志。"

即使是 40 多岁、50 多岁的人，也有头发变白的，这让我感到吃惊。

当然，衰老是因人而异的。

考虑到个体差异，我马上想到，衰老的原因是不是"每天吃三顿饭"？

以"一日一餐"而闻名的南云吉则医生现在正是媒体的宠儿，明明 61 岁看起来只有 41 岁。头发黑黑的，外表也很年轻。

中老年人群中急剧变老的人，有的是因为每日都过度饮食。

"吃错了"的元凶，
对营养学的错误解读

◉ "吃 2.5 倍的肉！"——疯狂的营养学

人类是从什么时候开始选择了错误的饮食方式呢？

"吃错了"的原因是对近代营养学的片面理解。

其根源是德国的沃伊特营养学。卡尔·冯·沃伊特博士在慕尼黑大学生理学称雄了 45 年。他虽然知道成人一天所需的蛋白质的量是 48 克，但建议德国国民"要摄取 118 克"，大概是正常量的 2.5 倍。

现在看来，沃伊特营养学理论的内容惊天动地。他公开表示："优质的营养素是蛋白质。碳水化合物缺乏营养价值，所以不应该摄取。"更令人吃惊的是，他还说："蛋白质中优质的是动物蛋白质的'肉'，植物蛋白质是劣等的。"意思也就是，肉才是最好的营养源，以此来称赞肉食。因此，他倡导的所谓"摄取蛋白质"，其本意是"吃肉"！

"要吃所需量的 2.5 倍！"他坦然地劝告德国国民。

"好的东西不嫌摄取过多。"

这就是沃伊特营养学的核心。

这简直让人惊掉下巴，近些年的研究已经发现其结论与实际不符。

这位"营养学之父"大概不懂"过犹不及"的道理。

◉ 对热量理论的质疑

沃伊特营养学还有一个新概念，那就是热量理论。

沃伊特认为人的能量来源是热量。并且认为，其氧化产生的热量才是生命力的源泉。

这和用煤烧锅炉是同样的原理。

把食物在体内"燃烧"时产生的能量用热量计算出，这就是身体所需的热量。直到现在，营养学还在不断地说热量。

可以说，热量至上主义和肉食礼赞并列成为沃伊特营养学影响最大的理论。

其实，热量理论在很久以前就受到质疑了。

最近断食被重新评估。有的人断食 20 天，甚至断食 40 多天，身心反而变得更健壮。依照沃伊特的热量理论来看，这些人早应该"饿死"了。然而，他们却变得更加精神抖擞。

一般认为，人类至少具备 4 个等级的能量供给系统。

①**第 1 等级：氧化能量系统**（热量理论的依据）。

②**第 2 等级：解糖能量系统**（不需要氧气，通过分解糖来提供能量）。

③**第 3 等级：核能量系统**（元素转化，例如钾 – 40 衰变为钙 – 40）。

④**第 4 等级：宇宙能量系统**（生命小体在人体经络中增殖）。

①②③已经在医学、科学上得到了证明。

④是自然医学界的重要人物森下敬一博士提出的。在世界各地，有很多记录和报告记载着不吃主食就能保持长寿的人。能解开这些谜底的就是能量供给系统的第 4 等级"生命的法则"。

◉ 营养学和医学的影响

营养学家沃伊特拥有一群忠实的弟子。

其中一人是阿特沃特，在科研工作站取得博士后身份后回到美国，成为老师的传道者。

他就职于美国农业部，设立了州立农业试验站，并出任第一任站长。而且还发出了"美国人一天要摄取 126 克的蛋白质（肉）"的告诫。比起他老师的教导，进一步"增量"。这些观点作为近代营养学知识被灌输到学生们的脑袋里，变成了美国人的"常识"，并随着欧美的殖民主义政策，在全世界传播开来，成为很多现代人的"常识"。在日本，也有很多人相信肉中的动物蛋白质是优质蛋白质，这也不无道理，因为世界上很多人都如此认为……

后世学者有人痛斥沃伊特营养学。

"沃伊特营养学完全没有经过科学的、医学的、统计学的验证。说得严重点，那只不过是沃伊特的空想。"

也可以说是"妄想"。但这个学者的"妄想"经历了近代，至今仍在"现代营养学"的中心位置。即使是现代，许多大学的营养学课上，竟然还在教一些错误的"沃伊特营养学"。这已经不是教育了。和医学一样，营养学也被险恶的、残酷的"教育"所支配。

近年来，沃伊特营养学才从根本上被大家全面认识。

此外，研究还发现了长寿基因（见第4章），并证明了长寿基因"是由于控制热量而产生的"这一事实。

以此，才开始逐渐消除多年来一些错误的营养学观点的影响。

很多医生也不知道！
断食的十大功效

◉ 现代还完全不了解的真理

厄普顿·辛克莱说："有意识地断食，意味着生物本能的觉醒。"断食能治疗疾病——这个瑜伽奥义的原理确实很简单。

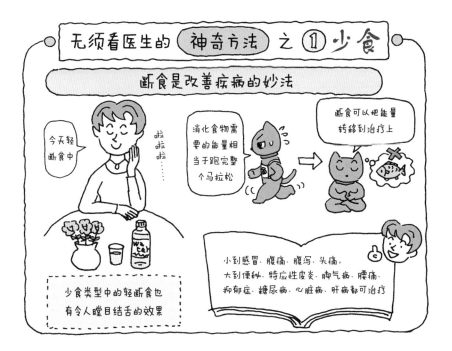

无须看医生的 神奇方法 之 ① 少食

断食是改善疾病的妙法

今天轻断食中

咕咕咕……

消化食物需要的能量相当于跑完整个马拉松

断食可以把能量转移到治疗上

少食类型中的轻断食也有令人瞠目结舌的效果

小到感冒·腹痛·腹泻·头痛，大到便秘·特应性皮炎·脚气病·腰痛·抑郁症·糖尿病·心脏病·肝病都可治疗有学者认为，疾病皆由"体毒"引起。"体毒"有"食"毒和"心"毒。

"食"毒，是因为吃了超出代谢能力的食物，使体内积蓄了废物。也可以说是"过食"的毒。

"心"毒就是有毒的激素，是由于苦恼和不安等心理因素产生的肾上腺素等激素。据说等同于 3～4 倍剧毒的蛇毒。因为在全身循环，所以会令人心情不好，让人生气。

断食在一定程度上可以促进这些"体毒"的快速排出、分解、净化。步骤有三个。

（1）**自我净化**：所谓"生命"，就是"摄入—排泄（IN-OUT）"的过程。断食可以停止"摄入（IN）"加速"排泄（OUT）"。通过排毒清洁身体，并恢复到原始、自然的状态。

（2）**病灶清除**：人体在进行排毒、自我净化时，首先会清除并净化病灶部分，这就是病灶清除。癌症等就是典型的例子。癌症将人体的"体毒"集中在一起，然后净化血液可以清除毒素。所以理论上，实施断食的话，癌变可能会被清除掉。

（3）**组织再生**：净化、清除后的病灶部位会有新的组织和器官再生，这就是自噬现象（Autophagy）。所以，从某种意义上讲，断食算是再生疗法。

知名的断食博士甲田光雄医生提出了断食的"十大功效"：

①改变体质；

②带来快感；

③能量转变；

④排泄宿便；

⑤排出环境毒；

⑥自体溶解；

⑦激活基因；

⑧增强耐力；

⑨增强免疫力；

⑩减少活性氧。

（《引发奇迹的半日断食》，牧野出版）

这些断食的神奇功能，很多医生并不知道。因为，现代医学教育从未教过断食的功效。连"少食"和"节食"的效果也并未提及。甚至有的人不但置之不理，还完全站在了"断食会营养失调，坚决不要做"这样对立的立场上。盲从于"不充分摄取营养，病就不会好"的观念，导致人们被近代营养学早期的一些错误观点影响。

让我们看一下甲田医生列出的断食的"十大功效"。

这是其"三日不食米，七成病痊愈"的根据。

❶ 改变体质：
给身体做大扫除，唤醒自愈力

◉ 赶出脏东西（体毒），身体大扫除

断食的目的是什么？

就是除掉由于吃得过多而留在体内的多余物质。

这些物质变成脂肪和毒素在体内蓄积，被叫作"体毒"。

通过断食，清除体毒，给身体做大扫除，把残留在身体里的脏东西去除掉，使身体恢复生命力。

被清理干净的引擎可以良好地运转。身体的"引擎"也一样。

断食可以激发人类与生俱来的能力。

如果，你平时一直过着无所事事、吃饱喝足、脑满肠肥的生活，会怎样呢？

那么，你的体质也会变得"脑满肠肥"。所谓的生命力就是思考力、爆发力、治愈力等内在力量。饱食生活会使这些能力变得迟钝。

当身体处于松懈状态时，脏东西（体毒）就会积累起来。

◉ 用断食清洁身体

断食就是对身体进行大扫除。内脏也会产生惊人的恢复力。肝脏分解毒素，肾脏过滤毒素。如果三餐不落地吃很饱，吃的东西中消化、吸收、代谢不了的部分，就会变成多余的体毒。当生病、身体变弱时，肝脏则无法分解掉接连不断累积的体毒，肾脏的过滤器也会堵塞。

但是，肾脏有自我恢复能力，通过适当断食，阻断食物进入，肝脏就可继续分解毒素，肾脏的过滤器也会通畅。另外，这种自我净化是在体内的所有组织、器官、脏器中进行的。所以，被如此清洁过的身体将重获活力。

◉ 产生对饥饿的反抗

断食，对一直以来松懈至极的身体来说很重要。

身体中的器官、组织、细胞都会觉醒。然后……

"受迫于饥饿状态的身体会产生反抗，反抗的力量使身体内部发生变化。最后，这种变化和体质的转变，会作为治疗各类疾病、症状的力量（治愈力）而出现。"（甲田医生）

科学证明了"断食能增强抗压性"。断食时，作为激素司令官的脑垂体，"会产生强烈对抗压力的物质"。

另外，很多报告表明，断食会提高身体的自然自愈力。

❷ 带来快感：
不吃早饭也能对身体好

● 日本 NHK 电视节目"尝试与认可"的谎言

"不吃早饭对身体不好"是恶意的谎言。

日本厚生劳动省和医学界都强烈建议一日三餐。

甚至连媒体都在宣传"不吃早饭的学生成绩不好"。

比如日本 NHK 电视节目《老师没教的事》的性质就是如此，内容乍一看很科学。

节目组让不吃早饭的学生跟吃早饭的学生通过笔试考试进行比较，然后把学生成绩不好的理由归咎于不吃早饭，得出"不吃早饭会变笨"的结论。

后来发现，他们竟然让不吃早饭的学生前一天晚上吃加黄油的拉面当夜宵。所以，学生们可能是因为吃了不好消化的浓厚的脂肪，消耗了身体的能量，成绩才不好的。因此，这是一个经过巧妙伪造的实验。

平时一天吃三顿饭的人突然不吃早饭的话，会因为空腹而状态不好，也属正常。所以，如果要客观地做对比实验，应该选平时就只吃两餐和平时就吃三餐的人做比较。日本 NHK 电视节目的实验在设定对象环节时就出错了。可以说，这是一场从一开始就为了得出"不能不吃早饭"的结论而进行的伪科学实验。

◉ 空腹苍蝇的记忆力是饱腹苍蝇记忆力的 2 倍

"空腹时记忆力反而会提高。"

这一结论在动物实验中也得到了证明，实验对象是苍蝇。苍蝇的遗传因子有七成和人类共通，保持记忆的身体机制也和人类相似，这很令人意外。

日本东京都医学综合研究所等研究团队在以苍蝇为对象的实验中，发现了空腹状态下记忆力会提高的机制。这一划时代的论文已刊登在 2013 年 1 月的美国《科学》杂志上。

该研究所的主任研究员平野恭敬说："人在空腹的时候很可能记忆力也会提高。"

实验过程如下。对约 100 只不喂食、空腹状态的苍蝇进行观察。首先让苍蝇在闻到一股气味的时候遭受电击。1 天后调查苍蝇是否还记得那个气味，也就是"讨厌的记忆"。

如果苍蝇记得就不会接近气味源；相反，不记得的话就会接近气味源。

观察其行动的不同，这就是苍蝇的记忆力测试。

结果，记住气味的苍蝇数量在"断食"9 ~ 16 小时后达到最多，约是饱腹苍蝇的 2 倍。

◉ 空腹时特异蛋白质增加，记忆力提升

也就是说，空腹使苍蝇记忆力提升。

但是，如果断食时间过长，苍蝇实在太饿，也记不住。所以，肚子太饿反而会影响记忆力。

研究小组阐明了空腹和记忆力的关系，如下：

空腹时，首先控制血糖值的胰岛素的分泌会下降。胰岛素分泌下降，一种名为"CRTC"的特异蛋白质会变得活跃。研究小组又着眼于这种特异蛋白质，进行了抑制蛋白质活性的实验，发现即使在饿的时候，记忆力也没有提高。

"根据这个结果，团队得出了'脑内 CRTC 活性与提高记忆力有关'的结论。CRTC 也存在于人体内。利用这个（提升记忆力的）结论，说不定可以制出减轻痴呆症状和健忘程度的药。"（《东京新闻》2013 年 1 月 25 日）

空腹打开了激发大脑记忆力的活力开关。

有很多例子都说明，在一定范围内"不吃早饭空腹时头脑更灵活"。

◉ 三餐吃得太好、太饱容易生病

政府和医学界常唠叨"好好吃三餐吧"。其实，吃得太好、

吃得太饱都容易生病。

德国自古以来就有如下谚语：

"一日三餐中有两餐为自己吃，一餐为医生吃。"

"不吃早饭大脑功能会下降，这种说法不过是纸上谈兵。"

甲出医生也对吃得过饱予以否定：

"饱腹或空腹，哪个会使学习、工作的效率提高？答案是空腹。"

很多人都有过这样的经历吧：吃完午饭后，想伏案工作，但这时感觉脑子一下子就不转了，或是开始犯困。

"实际上坚持实施半日断食，慢慢习惯了的话会有切实感受，身体也不会萎靡不振。"（甲出医生）

大脑的功能非但没有下降，越是空腹的时候，头脑反而越清醒。

"肚子越饿，状态越好。这才是真正的健康。"（瑜伽导师冲正弘）

我几乎一天只吃一顿正餐。在酒店等地方勉强吃早饭的话，反而不舒服，身体也变差了。这种情况下，我会不吃早饭甚至午饭和晚饭，也就是断食一天。这样一来，身体转眼间就恢复了，身体变轻松，头脑也清醒了。

连续写几小时的稿子，也完全不累！

❸ 能量转变：
断食使头脑清醒的原因

◉ 大脑能量源由葡萄糖转变成酮体

我建议吃三餐的人可以尝试不要吃早饭。

但是，人们会挥着手说："不行不行……我肚子饿了会头晕，脑袋不工作了。"

那是因为，正常吃饭的话，大脑只把葡萄糖当作能量源。

但是，如果不吃饭，大脑就会"寻找"别的能量源。

在断食时大脑会拿什么当能量源呢？

加拿大的欧文斯博士正在对此进行有趣的研究，结果令人意外。

断食时的大脑，其能量只有 30% 是来自葡萄糖。

能量来源的 50% 变成了"酮体"（β 羟丁酸），剩下的则有 10% 来自 α 氨基氮，有 10% 来自乙酰乙酸。

断食批判者主张："大脑只能以葡萄糖作为能量来源，因为断食使血液中的葡萄糖下降，脑功能也随之下降。"

他们对断食中的大脑也会"拿葡萄糖以外的能量当营养源"这一事实毫不知情。

◉ α 波和快感激素让人获得无上幸福感

断食中，大脑营养的 50% 由酮体供给。这是脂肪被分解形成的物质。

也就是说，断食后体内的葡萄糖会减少。

于是，大脑就会分解体内蓄积的脂肪作为能量使用。

"以酮体为能量源的大脑会增加一种脑波——α 波，同时增加脑垂体分泌 β - 内啡肽的量。"（甲田医生）

α - 波是身心放松状态下出现的脑波，在坐禅的僧侣等脑中能清楚地显现。另外 β - 内啡肽又名"快感激素"。也就是说，断食能保持身心平稳，给人带来无上幸福的感觉。

◉ 即使断食半天，也可以减肥

在断食过程中，不仅是大脑，身体也会把脂肪分解成酮体作为能量。

经常说的"不吃饭会燃烧脂肪"，就是这个道理。

因此，不吃早饭就是在进行容易做到的半日断食。只要不吃早饭，身体脂肪就会逐渐减少，这种方法适合减肥。

"由于体质变化，体内能量源的使用方法也随之变化。所以，身体脂肪减少了。"（甲田医生）

❹ 排泄宿便：
净化疾病的根源——"血液垃圾"

◉ 吃多了会堵塞血管

"生命就是'摄入'和'排泄'。"

我清楚地记得日本著名的瑜伽导师冲正弘老师的教诲：

"放进去就拿出来"，"拿出来再放进去"。

意思就是，"吃完了就排泄出来"。甲田医生也同样这么认为。

"首先，要考虑'出'。电车也要先出后进，如果下车的人还没走完就进去的话，会发生混乱。"

原来如此……

"同理，明明身体还残留着代谢物，这时让营养进去，就会发生混乱。残余废物循环到全身，会引发各种各样的疾病。"

自然医学专家森下敬一博士也曾这样说："疾病的根源是血液垃圾。"

之所以有"黏稠的血液会引发疾病"的说法，是因为代谢物还没有完全被排泄就吃进新的，血液变得黏稠会堵塞血管。

也就是说，①"净化血液，疾病改善"—②"净化血液的方法是断食"——③"因此，断食是改善疾病的妙法"。

● 代谢物"宿便"引发很多疾病

断食，其作用就是排泄体内废物——宿便。

"宿便"是体内废物。食物吃多了会积在肠内，如果不及时排出会引起肠麻痹，这就是所谓的便秘。

宿便中的毒素会从肠壁重新吸收到体内，引发各种症状。

"……而且，宿便可能会引起心肌梗死、脑梗死、癌症、胶原病、特应性皮炎等各种疾病。"（甲田医生）

宿便中的毒素会循环到全身，引发疾病，这确实是过食、饱食该负的责任。

所以，过食才是一些疾病的诱因。

"一段时间不把任何东西放进肚子里，肠道就会活跃起来，提高自身的排泄能力。"（甲田医生）

❺ 排出环境毒：
断食有排毒效果

◉ 体内尽是危险的毒素

运用"摄入—排泄法则"。

每个生命体都具备将进入体内的异物排泄到体外的功能。细胞也是如此，侵入的物质是毒物的话就更不用说了。断食能加速生命体的排毒功能。想从体内排出毒素，首先要暂停食物的摄入。这和上下电车一样，如果乘客不下车，车内就不能进行清扫。

现在，我们身边充斥着各种各样的毒物。首先是医药用品，不要忘记"药就是毒"这一说法。因体毒而得病，再加上药毒，毒就会变为 2 倍，病当然会恶化治不好。从这个意义上来说，现代医学某些过度的药物疗法是错误的。

此外，环境毒还包括农药、食品添加剂等有毒的合成化学物质，以及水、空气中的污染物……环境毒的一个盲区是住宅。大型开发商使用化学建筑材料建住宅，材料里有毒的挥发性有机化合物（VOC）会挥发并弥漫到整个室内。

另一个盲区是合成洗涤剂、化妆品、洗发水、护发产品等。

这些"经皮毒"经过皮肤渗透到体内。

日本三重大学医学部坂下博士有一项实验，将市面上的一些合成洗发水涂在老鼠的背上，时间久了老鼠出现了脱毛、皮肤糜烂的现象，最后有 1/3 的老鼠吐血死亡。

原来，有些洗发水和护发产品竟是导致脱发和皮肤糜烂的可怕的毒物。难怪脱发、发质干枯、秃头、白发的人越来越多。尽管如此，消费者还是会被电视和杂志上充满激情的广告欺骗，继续使用那些产品。

这些充斥在我们身体周围的毒素叫作环境毒。断食有排毒作用，能排出体内堆积的环境毒。

◉ **断食后，在尿液中排出了大量的农药残留**

甲田医生通过实验证明了断食具有"排毒效果"。

在经济高速增长的时期，日本全国大量使用有机氯农药。

比较典型的是烈性药（杀虫剂）BHC。这种毒素一旦进入体内就会堆积在脂肪上。

甲田医生表示："这种毒素一旦在脂肪上沉淀下来，几年也排不掉。那个时代的很多日本人的体内都有 BHC 毒素，即使到了现在，体内可能还有残留。"

1973 年，甲田医生与神户大学医学部公共卫生学的喜田村教授共同研究、实验了断食具有排出 BHC 毒素的效果。其结果是"断食后发现尿液中会排出大量的 BHC"（甲田医生）。

因为，断食后体内脂肪会分解成酮体，残留在身体内部的 BHC 毒素也随之排掉。

此外，还有二噁英和双酚 A（塑料添加剂）等环境毒素也会侵入人体。

"肠胃功能弱的人自不必说，过食积宿便的人，排出环境毒素的能力也在下降。"（甲田医生）

因为这些毒素存在于脂肪里，不容易被排掉。但是，甲田医生认为和排 BHC 毒素一样，可以使用断食疗法。

如果让脂肪"燃烧"的话，沉淀下来的毒素会通过尿液和粪便排到体外。

九州大学等的研究报告已经证明，吃大量的生蔬菜和藻类等食物的话，会排出二噁英。这就是膳食纤维的排毒效果。

膳食纤维更有助于断食排毒。

⑥ 自体溶解：
身体病变被分解、排出

◉ 断食使"肉"和"骨"变回"血"

"断食给身体带来很多变化，比较特别的是自体溶解。"（甲田医生）

有点难以理解。简单来说就是体细胞又变成血液的生理现象。

断食使身体处于饥饿状态，因此，就会产生相反的变化。原本"肉"和"骨"等体细胞是由红细胞转变而来的。如果断食不能提供"食"的话，"肉"和"骨"等体细胞就会变回原来的"血"（红细胞）。

"断食导致所有的营养供给都被切断。因此，身体就会从别处寻找替代物做营养。然后，从替代物组织中摄取养分，转换成能量。"（甲田医生）

◉ 堵塞的动脉硬化瞬间变畅通

甲田医生列举了一个容易理解的例子，就是血管。断食使血管状态变得年轻。

如果患有动脉硬化的患者进行合理断食的话，会发生什么样的现象呢?

大部分动脉硬化的血管内是黏稠的,附着了胆固醇,被叫作"粉瘤"。就像糨糊粘在橡胶管内部一样,有粉瘤的血管,血流速度自然会变慢,如果断食的话……

"身体就会利用血管内的粉瘤作为能量源。断食中粉瘤会被不断使用分解,最后消失,血管就会变干净。"(甲田医生)

真是太棒了!

生病和变老都是从血管开始的,血管堵塞的话,血流就会变慢。

于是,营养素和氧气的运输,以及废物的代谢等就会变得不顺畅。癌症等各种病灶也随之发展。

◉ 血管延缓衰老,身体也延缓衰老

动脉硬化患者会有寒冷的表现,两腿的血液循环不好,如果断食的话,会真切地感受到两腿变暖。诸如此类,如果血流改善了,很多病都会好起来。

而且血管恢复年轻,身体也会变年轻。

断食是治病的妙法,同时也是抗衰老的妙法,这不难理解。

断食引起的身体组织变化,当然不止发生在血管内,而是可以发生在全身。直观的反映是在脂肪组织上。断食会使身体变紧实,就是因为脂肪在消耗。

❼ 激活基因：
防止衰老，出其不意地治疗疑难杂症

◉ 激活 19 个延缓衰老的遗传基因

"丰富的饮食生活能促进衰老，加速死亡。"（《人不吃也能活下去》，山田鹰夫著，三五馆出品）

断食可以激活基因，特别是长寿基因（Sirtuin）。通过限制热量摄入发现了长寿基因的存在，其作用是防止衰老。这也变相证明了流传至今的瑜伽的信条。

还证明了吃得少会使其他遗传基因恢复年轻。美国加利福尼亚大学的 S. 斯平德勒教授在小白鼠实验中证明了 19 个基因因少食而延缓衰老。

以相当于人类 90 岁高龄的老年老鼠为研究对象，保持每只每周喂食 95 千卡热量。接下来的 4 周里，前 2 周先减少热量到 80 千卡（84%），后 2 周再减少到 53 千卡（56%）。通过 4 周的少食实验，发现老鼠的 19 个遗传基因变年轻了，这些基因都是防止衰老的，也是广义上的"长寿基因"。

◉ 断食可以唤醒沉睡的遗传基因

1996 年，英国爱丁堡的罗斯林研究所诞生了世界上第一只克隆羊"多莉"。它是由体细胞克隆出来的，是使用羊的乳腺细胞进行分化、培养，在代理母羊的子宫中成长。原理是体细胞转变成最初的受精细胞，也可叫作"初始化"，这个操作原理与断食原理相仿。在培养乳腺细胞的数周内，在第一周把培养液的养分浓度锐减到 1/20。细胞在饥饿的冲击下，竟然唤醒了原本沉睡的遗传基因。

我们在断食时，有可能激活原本沉睡的遗传基因。断食是否会使体质突然发生改变、疑难杂症被缓解？这些和基因治疗是一样的。

疑难杂症产生的巨变，可能使已关闭的基因变为开启状态。

❽ 增强耐力:
肚子越饿越有精神!

◉ 在割稻子竞赛中半日断食者获胜

年轻的时候不吃早饭的甲田医生,和吃过早饭的哥哥比赛割稻子。然而,一直干农活的哥哥先累垮了,但甲田医生还在轻松地割着。

"我哥哥也很吃惊,终于向我举白旗认输。后来,他成了半日断食的践行者。"

冲正弘老师说:"越饿越健康,这才是真正的健康。"

"胖胖的、脸色红润的人虽然气血不错,但那只是脸上发热,内脏周围和血管内侧粘满了黏糊糊的脂肪。这样的人完全没有体力,别说跑马拉松了,日常生活都过得很艰难。"(甲田医生)

❾ 增强免疫力：
白细胞增加，胸腺、肾上腺重量增大

◉ 少食，自然治愈力变强

断食会增强免疫力，这是自我治愈的一种表现。

野生动物本能地知道断食能提高治愈力。所以，受伤或者生病的时候，在洞里什么也不吃，静静地躺着，等待康复。

事实上，人类自古以来就有过亲身体验。在日本，人们生病的时候，一天什么也不吃，只喝汤，休息，等待康复。

以前的医生也推荐这样的养生法。

"不给患者补充营养，病就治不好。"这种说法是明治维新以后出现的。西方医学和营养学中"不摄取营养，病就治不好"的认知传入日本，并在社会上普及。这句话是德国慕尼黑大学生理学教授卡尔·冯·沃伊特博士提出的，他被称为"近代营养学之父"。但是，正如前文所述，营养学早期的一些观点存在错误。

◉ ①淋巴细胞活性提高；②白细胞增加；③胸腺等增大

断食可以增强免疫力。

了解了断食后伤病会恢复得特别快这个道理之后，这一点就很好理解了。

九州大学的久保千春教授证明了这个事实。

通过轻断食就可以使：

①淋巴细胞免疫活性提高。

②免疫细胞白细胞数量增加。

③胸腺和肾上腺的重量增加，免疫力增强。

◉ 76% 的人不感冒，85% 的人花粉症痊愈

甲田医生也在临床上证明了"少食能增强免疫力"。

首先，他对来甲田医院的患者全部实施"七分饱"的少食健康法。还对实行此法 3 年以上的 300 名患者进行了问卷调查，得到了 247 份答卷。

根据调查，76% 的人回答"感冒的次数明显减少"。

这证明只吃七分饱提高了人体的抵抗力（免疫力）。

也有很多人回答，即使手脚受伤出现伤口，也不会化脓，很快就愈合了。这也是免疫力变强的证明。

另外，值得注意的是，特应性皮炎、支气管炎、变应性鼻炎、花粉症等过敏性疾病都可以通过"七分饱"的少食法缓解。

因为，85% 的患者回答说他们的花粉症已经痊愈了。

甲田医生说："这表明获得性免疫已经恢复正常。"

⑩ 减少活性氧：
抵御疾病和衰老的元凶——氧化

◉ 即使是轻断食，也能使活性氧减少 13%

活性氧是氧化性非常强的氧。

据说人体耗氧量的 2% 会生成活性氧。

铁生锈、物质燃烧等都是氧化现象。活性氧也会导致我们的脏器和组织等发生氧化，并给我们带来损害，所以它被叫作"氧化"。据说九成以上的疾病都是由活性氧引起的，而且衰老现象也都是活性氧引起的氧化现象。

活性氧是癌症、动脉硬化、阿尔茨海默病等疾病的诱因。

人体呼吸时，吸收氧气的 2% 左右转化为活性氧，当人体进行激烈运动和劳动时会过度呼吸，这样一来身体就会快速发生氧化，导致生病和衰老。

正是因为氧气消耗多，生成的活性氧也变多。

相反，如果进行断食的话，体内的氧气消耗就会减少。

实验结果表明，不吃早饭的轻断食（也不能吃夜宵）会使氧气消耗量减少 13%。那么，活性氧的生成也随之减少 13%。

这样就可以降低患癌和其他疾病的发生概率，甚至可以预防衰老。

综上所述，这就是断食的十大功效。不仅能治病，还能提升生命力，使人精力充沛。

同时还能预防衰老，保持年轻活力，断食的成果不禁让人歌颂生命可以如此生机勃勃。

这些病，很快就能好转！

——断食，恢复生命的奥秘

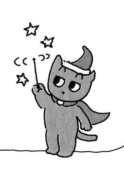

尝试适合自己的断食方法吧

◉ **断食治疗已经是常识**

用断食治疗疾病已逐渐成为常识。

断食（fasting），人类自古以来就在做。

英语中早餐（breakfast）的语源是结束（break）断食（fast）的意思。

在日本一直到江户时代，一天吃两餐是很普遍的现象。明治以后才开始吃三餐，是因为引进了热量至上主义的沃伊特营养学。过食、饱食都容易生病。

◉ **采用适合自己的方法，不要勉强，轻松地做**

我体验过 1 周"半断食方案"。

是在苍玄集团的指导下进行的，该集团因普及"以糙米为正餐"而闻名。还同时进行了锗元素温浴。在温水中只需浸泡双脚、双手就会排出惊人的汗量。当时，我一天只吃 1 个糙米饭团，空腹对我来说没问题，但是 1 周的禁酒令我很难受。在1 周之后，我的肌肉变得更紧致了，体重从 70 千克减到 68 千克，身体也感到轻松舒服。

断食也有很多类型。

轻断食（半日断食）：不吃早饭而已，非常简单，效果显著。甲田医生也推荐此法，这是可以坚持一生的少食健康法。

一日一餐：这是我的生活方式，特别舒服。近年来，奉行一日一餐的人越来越多。听说北野武先生也实行一日一餐。当然，我也不会硬来，和朋友去旅行时也吃三餐，只不过吃完之后，体重会增加。经常有人问我："一日一餐应该在什么时间吃？"答案是："在肚子饿的时候吃。"重要的是享受 2～3 小时的空腹状态。唯一的一顿饭，最晚不要超过傍晚。并且睡前 2 小时之内最好不要吃东西，因为积食会妨碍睡眠。

3 日断食：这是本书推荐的方法，在家就能做到。

7 日断食：虽然可以在家进行，但是意志薄弱的人会出现一旦恢复饮食，就会吃多的"事故"，所以要在专家的指导下进行。

20 日断食：20 日是在以往的断食疗法中普遍采用的天数。但是，由于体力原因，所以实施 2 周左右即可，需要专业人员全程指导。

水断食（真正的断食）：是较为经典的方法，只进行水分和盐分的补给，7 日都要在专业人员的指导下进行。

蔬菜汁断食：一边摄取蔬菜汁等，一边进行断食，身体会变轻松。

酶断食：只补给生命体所需的酶。很多医生认为这种方法

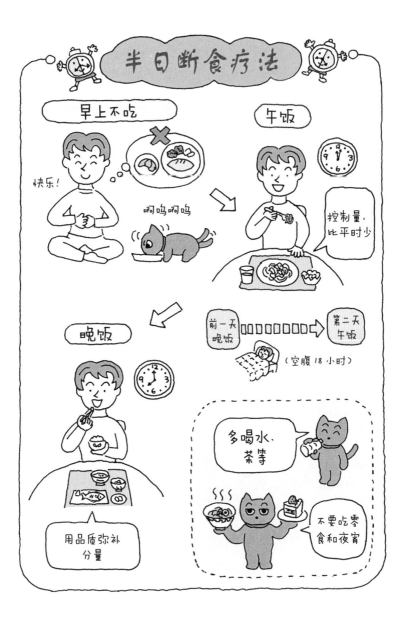

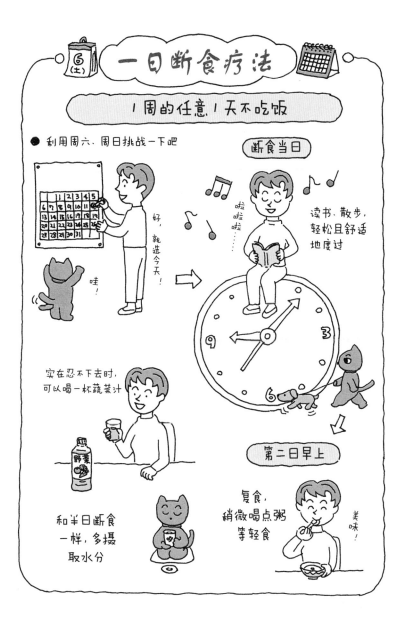

一日断食疗法

1周的任意1天不吃饭

● 利用周六、周日挑战一下吧

断食当日

好,就选今天!

哇!

读书、散步,轻松且舒适地度过

啦啦啦……

实在忍不下去时,可以喝一杯蔬菜汁

第二日早上

和半日断食一样,多摄取水分

复食,稍微喝点粥等轻食

美味!

比水断食更有效（见第3章）。

无论实施哪种方法，都要做足思想准备，在专业人员的指导下进行。

不能抱着不安和恐惧的心理去做，那样只会带来负面效果。"这样就能保持健康""可以变苗条"，要像这样积极地思考，欢欣雀跃地开始很重要。

另外，断食过程中如果感到不适，应立即中止。

◉ 复食所需时长是断食的2倍，要在指导者的管理下进行

断食疗法重要的阶段不是"断食"期间，而是"复食"期间。虽然断食有助于治疗疾病，但也伴随着危险。危险的"事故"很容易发生在"复食"期间。

我29岁的时候，曾在家里实践了3日"水断食"。

当时我在学习瑜伽，我的瑜伽老师建议我进行断食。听说断食最痛苦的是第3日，于是，我想尝试一下。

果然，到了第3日，肚子非常饿，饿得整个晚上都睡不着。

因为太饿，我就会半夜起来喝水，这时胃会很高兴，会把水当成食物。不过，胃马上就反应过来那只是水，于是更难受。那时，我切切实实地体会到什么叫饥饿。然而，从第3日开始，空腹感不可思议地平静下来。我感到头脑清晰，记忆力似乎也提高了，身体变得更轻松。

排掉宿便，身体越来越畅快。还有些人会出现轻微的呕吐、拉肚子等症状，这是身体在恢复期出现的特异症状，是短暂现象。度过这个时期，身心会变得更加舒爽。如果出现强烈不适要立即寻求专业人员的帮助。

需要注意的是，断食后的复食才是最重要的时期。

复食所需时间应该是断食的 2 倍以上。因为，断食时消化系统正在休息，如果这时毫不顾忌地吃，是极其危险的，有可能会有生命危险。所以，为了不发生意外事故，在专业指导者的管理下进行真正的断食是不变的原则。

我的复食是从用勺子慢慢地喝糙米汤开始的。

可以配梅干，仅此而已。一开始即使想吃也只能吃少量的食物。

断食医生表明，
断食有很多意想不到的功效

◉ **断食很有效**

那么，断食能治什么病呢？

具体来看一下吧。

酶断食可以在家自行进行，在日本鹤见诊所的鹤见隆史院长身上看到了显著的效果，虽然他是在家里进行的，但是却得到了和在专业场所同样的效果，并且很安全。

断食疗法的专业医生菅野喜敬，通过断食疗法使500～600名患有各类疾病的人被治愈。他斩钉截铁地说道："在这个世界上，没有比断食更有效的方法了。"

比起水断食，像酶断食那样，热量控制在100～200千卡，吃高品质的食物效果会更好。在家断食的话，还是3日左右比较好。1周断食的话，如果做法不对，就是医生的责任了。断食使免疫力和排毒能力提高，断食1周左右，淋巴细胞会增加。长期断食更有效，或者反复断食也可以。"

◉ 免疫抑制剂的不良反应

菅野医生在日本东京大学医学部附属医院亲眼看见了令人讨厌的治疗法。

"……银屑病一般常见的治疗法是使用抗过敏药、抗组胺药和类固醇药。东大皮肤科，会给患者使用真正的免疫抑制剂，这些药多是在肾移植等方面使用的……因为抑制了免疫力，所以病情会暂时好转。但是继续使用的话，药就断不掉了，这种药的依赖性比类固醇药物强得多。东京大学竟然在使用器官移植的免疫抑制剂！治疗时间最长的患者已经使用了2年，而且产生了依赖性。并且服药后，会发生多脏器功能不全，产生可怕的不良反应……此时既不能继续用药又不能停药。"

菅野医生继续说道："对于很多慢性疾病、生活方式病等，现在没有根治方法。非但没有，有的治疗措施在获得短暂的轻松的同时，会破坏免疫力和自然治愈力。"

从感冒到痔疮全部有效！
简单到不可思议

◉ 感冒、腹泻、过劳、骨折不可思议地被治愈了

以下是对菅野医生、平川郁先生（热海断食道场原法人）的采访，以及甲田医生（《引发奇迹的半日断食》，牧野出版）对采访的解说。3 名断食导师的证言证明，断食可以轻松地治疗疾病，你读一读就会感到吃惊了。

▶感冒："不用任何药物，通过断食可能就能治好。"（菅野医生）

"一般，感冒一周就能治好。问题的关键在肠道，所以要半断食。这样，免疫力就会提高。又因为食量急剧减少，自然治愈力就会发挥作用，随之身体就会排出坏东西，留下好东西。所以对感冒来说，这个方法见效很快。"（平川先生）

▶腹泻、腹痛："断食，然后大量饮水，便可治愈。只要喝盐水，或者静脉注射林格液（复方氯化钠注射液），马上就会痊愈。"（菅野医生）

"感冒、腹泻、腹痛之类的病，只要不吃饭的话，不仅有七成治愈的可能，甚至可以完全治愈。另外，轻微的食物中

毒、吃错东西等虽然是外因导致的，但也可以通过断食配合治疗。"（平川先生）

▶ **疲倦**："嗯，断食会使人产生暂时的疲倦……（苦笑）。3 日后则会发生不得了的事情。过劳等问题通过断食、好好休息，3 口就会恢复。"（菅野医生）

"低热、头痛、倦怠感等不明原因的临床主诉症状，通过2 日的半断食即可好转，身体也会变得轻松。我的半断食包括一口嚼 200 下，早饭是饮品（梅酱粗茶），有时也吃糙米面烘烤的食物。平时吃热量为 300 ～ 500 千卡的糙米素食。然而，光吃这些就要用 1 小时（笑）。吃饭时间是中午 12 时和傍晚6 时。"（平川先生）

▶ **骨折**："由于交通事故骨折受伤，需要缝合时，过度补充营养病反倒好不了。让患者尝试断食，可能可以促进伤口愈合。"（菅野医生）

◉ **炎症也可通过断食治疗，头疼等也能改善**

▶ **头痛**："断食十分有效。反复进行 3 日断食，脑袋会变轻松。"（菅野医生）

"普通的压力或过劳引发的头痛，半断食就可缓解。特别是当头痛的原因是食品添加剂时，这些化学物质进入体内会引发头痛。"（平川先生）

▶ **牙槽脓肿**："断食，可以缓解牙槽脓肿。断食 3 日后，症状明显好转。因为脓肿是炎症，而断食可以缓解炎症。"（菅野医生）

"牙槽脓肿这类炎症，只需要断食 3 日，大多数人都可以缓解。"（平川先生）

▶ **便秘**："断食可以缓解便秘，食疗法也可以。便秘期间注意摄取纤维类食物。让人意外的是，中药对便秘也有神奇的疗效。"（菅野医生）

上厕所就是排出废物。但是，断食 3 日难以改变病情，不可能马上好。便秘是一些慢性疾病的元凶。另外，断食后要照顾好身体，这一点很重要。

▶ **痔疮**："断食对痔疮炎症也有很好的疗效。因为炎症就是血液瘀堵、污浊，所以断食对其有效。但是 3 日时间太短治不好。所以，有时可以交替进行 3 日断食或者 1 日断食。"（菅野医生）

"果然，炎症只需断食 3 日，大多数人便可缓解。其实，痔疮是日常生活习惯有问题而导致的疾病。例如，引发身体炎症的过食、肉食、油、甜食等。然而，真正恐怖的是食品添加剂。"（平川先生）

特应性皮炎、花粉症、哮喘统统不见

◉ 过敏也能采用断食疗法

▶ **过敏性疾病**："此类疾病跟宿便有关系。肠内的宿便经过异常发酵（腐败），产生有害物质。有害菌和霉菌变多，损伤肠壁黏膜并引发炎症。另一方面，吃东西时，过敏原随食物一起到达肠道后，会从受伤的肠黏膜侵入体内，从而引起过敏性皮炎、支气管哮喘等过敏症状。半断食的话，宿便会被排出，肠壁的伤和溃疡也会被治好，使过敏原无法侵入血液中，被阻挡在外。这就是过敏的'关闭门户治疗理论'。"（甲田医生）

"我觉得治疗特应性皮炎可以配合断食，如果只改善饮食的话很难治好。当然食物是重要因素，但是空气也尤为重要。例如，装修材料会导致室内空气污染，引发过敏等。"（平川先生）

▶ **特应性皮炎**："断食连皮肤粗糙也能改善。"（菅野医生）

"只要不吃早饭，症状就会减轻很多。如果是特应性皮炎的话，很多人会恢复到最初健康的肌肤状态，甚至连自己都没察觉到。""特别要注意，过量的动物脂肪和动物性蛋白质会引起肠内的异常发酵，要尽量控制。""另外，饮用青汁，进行

温、冷水交替洗浴也非常有效。"（甲田医生）

▶ **花粉症**："好好实行轻断食的话，效果很明显。从第二年开始，到了花粉飞散的季节，再也不会为花粉症而烦恼了。"（甲田医生）

"重要的致病原因是食物中的甜食和食品添加剂。"（平川先生）

▶ **支气管哮喘**："断食疗法适合治疗支气管哮喘。快要发作的时候，要减少饮食，或者吃两三天米汤之类的东西。想要治疗的话，可以进行轻断食、少食，并配合食用生蔬菜，从根本上改善虚弱的体质从而治愈哮喘。过食是支气管哮喘的诱因。用温、冷水交替洗浴或裸疗法（大气浴疗法）使皮肤呼吸变旺盛，这样有助于增强免疫力。"（甲田医生）

▶ **银屑病**："是一种皮肤干燥病，也是严重的过敏反应。很多时候皮肤科是无能为力的。然而，进行反复断食的话就会变好。还有食疗和发热出汗的方法，同时配合中医一起进行。"（菅野医生）

代谢综合征，
本来的"正常值"才是"异常"

◉ 即使不想承认，断食也能使身体恢复正常

▶ **高血脂：** 这是血液中胆固醇含量过高的疾病。"胆固醇过高的话，通过断食可以改善。国际定义的正常值为 240 毫克 / 分升以内，这是健康、长寿的状态。其实，胆固醇值过高也没关系，不吃东西就会降下来。但是，明明是正常的变化，确诊后却让人吃降胆固醇的药。比起不良反应，药物本身更伤人。因为，数值为 240 毫克 / 分升以内的话根本就不用吃药。"（菅野医生）

"断食的话，就能缓解。3 日左右就会有很明显地改善……体内的重金属类非常不利于健康，通过断食排掉。这样，自然治愈力也会大大提高。"（平川先生）

▶ **脑卒中、心脏病：**"两者都是由血管堵塞引起的。在医院里，如果能确保熟练地使用断食疗法的话，会有非常好的效果。因为断食会使血管壁的污垢减少。"（菅野医生）

"这 2 种病跟宿便都有极大关系。断食后排出宿便的话，脑卒中等由血液循环障碍引起的疾病就会得到改善。很多人

的麻痹症状有所好转。心绞痛、心肌梗死等也一样。"（甲田医生）

"断食疗法不可思议地改善了脑卒中和心脏病，体验一下就知道了。在俄罗斯，越来越多的医生在心脏病治疗等方面采用断食疗法。"（平川先生）

▶ **甲状腺疾病**："目前没有治疗激素类疾病的方法。然而，格雷夫斯病、甲状腺功能亢进等激素异常病，可能通过断食就能改善。"（菅野医生）

▶ **尿崩症**："采用西医疗法的话，只是在服药期间尿量变少，所以要一直用药。尿崩症是脑垂体的抗利尿激素抑制了肾小管的再吸收，并产生 3～5 升尿量的病。我治疗过这样的患者，只有服药当天尿量会变为正常值。治疗方法是配合断食。"（菅野医生）

心绞痛、动脉硬化、肾病、肝病
也能顺利康复

◉ 被诊断为需要透析的话就试试断食吧，有助于恢复健康！

▶心律不齐："虽然也有血管堵塞的原因，但其实心律不齐是由心电图的脉冲信号反馈的，脉冲信号决定了心律。脉冲信号不整齐就是心律不齐。但是，不整齐并不都是病，有些心律不齐根本不用治疗，也不必在意。这就像个体差异，有圆脸，也有方脸。即便是某种程度的心律不齐，健康方面也可以没有问题。然而，诊断上写着'心律不齐'就让人盲目地吃药，这很奇怪。"（菅野医生）

"进行轻断食的过程中可能会出现头晕、心悸的情况，请以搅拌得黏糊糊的'糙米奶油'为食物开始糙米素食吧。"（甲田医生）

▶心绞痛、动脉硬化："首先是建议断食、少吃，还有饮食疗法。"（菅野医生）

"轻断食的话，粉瘤就有可能会溶解消失，血管变通畅，让血液流动变好。"（甲田医生）

► **肾病**："通过 3 日断食、7 日断食，肾病会有好转的倾向。"（菅野医生）

"现代医学很难治疗慢性肾炎。但是，如果进行轻断食的话，会获得特别好的效果。不吃早饭而摄入大量水分的半日断食，会在上午促进排尿，这非常合理。因为断食后肾脏细胞会更加活跃，所以神奇地缓解了病情。""如果一直吃肉食的话，细胞新陈代谢所产生的肌酸、尿素、氮等废物会增加，排泄这些物质会给肾脏带来很大的负担。但是，糙米食品或者糙米生食则不会给肾脏增加负担。"（甲田医生）

► **人工透析**："所以，有的患者没有必要去医院做透析。如果真需要做，那么还是先尝试断食吧。"（平川先生）

► **肝病**："断食是很好的治疗方法。由于宿醉等原因导致的肝脏虚弱问题，3 日断食就能调治。以前还有 14 日断食，但这种断食必须在指导机构里严格地隔离进行。"（菅野医生）

"身体沉重、容易疲劳、脾气暴躁等是肝功能疲劳导致'肝脏钝重'的表现。调养方法就是遵从吃七分饱。"（菅野医生）

► **风湿病**：德国的巴赫博士在第三届类风湿关节炎国际论坛发表了断食疗法可以改善类风湿关节炎的结论。断食会促使以下免疫反应，从而改善风湿病：①免疫抗体（IgA 等）数量增加；②中性粒细胞杀菌活性上升；③自然杀伤细胞增加。

"如果 2 周内不进行 2 次断食的话，一些风湿病是治不好的。"（菅野医生）

"至今为止，已经有很多人通过轻断食改善了风湿病。以 15 名患者为研究对象的'断食健康集训'的结果表明，所有人的症状都有所好转。排出宿便后，他们明显地感到疼痛症状减轻。另外，发现 15 名患者中有 6 名肠内细菌有异常，但是进行了少食、断食疗法后，6 名中有 5 名肠道细菌得到了改善，关节肿胀、疼痛等症状也得到了缓解。"（甲田医生）

"风湿病和痛风都可以用断食疗法改善。"（平川先生）

有 15 名 1 型糖尿病患者
通过断食得到改善！

⦿ 配合食疗和断食很容易缓解

▶ **糖尿病**："调养方法很简单，就是食疗和断食。总之，效果非常好，其中断食的效果更好。配合 2 次 2 周断食，住院 3 个月后，有 15 名 1 型糖尿病患者病情全都得以改善，各项指标也回归正常。"（菅野医生）

"我觉得治疗糖尿病很难不配合断食的方法。当然，也并不是 3 日断食就能治好。但是，要转变意识。所以，3 日断食的意义在于，要控制住嘴，还要懂得满足，不能想着饱食，这是第一步。并且要知道，即使到了被告知要打胰岛素的程度，也可以通过断食改善。总之，只盲目地注射药物而不节食难以改善身体状况。对于慢性疾病来说，药也是一种危害。其实，慢性疾病是一种意味着'你的生活方式错了'的警报。"（平川先生）

▶ **溃疡性大肠炎**："断食是有效的治疗方法！如果想用药物来治疗的话，只有类固醇，因为消化管用的消炎镇痛药只有这一种。一旦使用它，肠道就会出现类固醇溃疡，然后需要外科手术来截肠。如果药物不再起作用的话，就要使用更强力的免疫抑制剂。最后，这类患者会因为多脏器功能不全而感到痛苦、挣扎。"（菅野医生）

"其实，消化系统的黏膜恢复得很快。所以，警报（症状）来的时候马上配合断食，就会慢慢恢复。另外，胃、肠的治疗也一样。"（平川先生）

▶ **痴呆**："痴呆的治疗方法仍可以配合断食进行，还有交流。要让大脑的营养成分恢复正常，因为大部分痴呆是由大脑营养不均衡导致的。糟糕的就是糖分摄取过多，糖是疾病的罪魁祸首。喜欢甜食的人患痴呆的概率较大。糖尿病患者的脑血管会被堵塞，所以大概率会得痴呆。"（菅野医生）

"我认为痴呆和宿便有关系。虽然是间接的，但是有数据表明两者相关。另外，衰老也跟宿便有关。"（甲田医生）

▶ **肥胖**："过度肥胖的女士到医院治疗时，在断食的同时，必须注意缓解压力。如果只顾减重的话，患者的精神状态会变得不稳定，因为很多过度肥胖的人群是通过过食来保持身心平衡的。如果只注意身体回归正常，那么心理就会产生异常压力。"（菅野医生）

从疑难杂症到长年腰痛，有所好转

◉ **断食是连医生都会放弃的疑难杂症的良药**

▶ **疑难杂症（系统性红斑狼疮、贝赫切特综合征等）**："断食可以比较轻松地使一些疑难杂症有所好转，有很多通过断食被治好的病例。其中，系统性红斑狼疮、贝赫切特综合征、多发性硬化症等被称为疑难杂症中的疑难杂症。现代医学还没确定这些病的病因，也没有可靠的治疗手段，因这些病饱受痛苦的患者不在少数。然而，很多患者通过断食改善了。所以，我认为断食是治疗一些疑难杂症的良药。不过，想要完全治愈，必须找到真正的病因。"（甲田医生）

▶ **慢性疲劳综合征**："这是由于肾功能低下，肾变得钝重而引起的疾病，断食的话可以明显改善病情，建议患者尝试一下半日断食。"（甲田医生）

▶ **心身疾病**："病因多为宿便。检查时会发现有顽固的宿便滞留，身体受此影响，出现了各种痛苦症状。由于过度饮食和饱食，已经变形的肠会发生粘连，歪斜状的肠会引发肠麻痹。因此，食物残渣会经常卡在该部分，滞留并且反复进行异常发酵，这会产生有毒气体和废物。这些东西被肠吸收后，不断刺激脑神经和肝脏，诱发头痛、失眠、心悸、头晕目眩、上火等症状。因此，不排出宿便的话就无法被治愈。"（甲田医生）

"身心的不平衡导致了抑郁。另外，还有很多人出现味觉障碍，尝试断食后味觉恢复的话，就知道自己真正需要的东西了。"（平川先生）

▶ **胃溃疡**："压力、过食、过量饮酒是导致胃溃疡恶化的重要因素，断食对此有效。这时，可以吃一些以糙米糊和青汁为主的食物。"（甲田医生）

◉ 改善寒证，预防癌症

▶ **寒证**：寒证是疾病之源，它是因血液循环障碍引起的。

"感到寒冷是因为局部血液循环不好，也有宿便的原因。通过半日断食配合生吃蔬菜可以改善寒证。人体排泄宿便后，精神面貌焕然一新，寒证也会得到改善。"（甲田医生）

"饮食生活全乱了。血管收缩是因为冬天吃了会使身体发冷的夏季蔬菜的缘故。"（平川先生）

▶ **长寿**："'长寿的人无论到什么年龄食欲都很旺盛，也能吃肉'这种说法有点特立独行。那么，我们不妨从结论开始倒推分析。首先可以确定，活到90岁、100岁的人原本就是肠胃很好的人。这样的人，即使稍微吃多了也会长寿。然而，虽然能长寿，但是这些人中有的得了痴呆、有的卧床不起，晚年生活并不理想。那么，理想的长寿是怎样的呢？为了活到 90 岁、100 岁既无痴呆，也不卧床，就必须少吃饭、少积食。所以，我觉得半日断食才是预防痴呆和衰老的理想长寿法。"（甲田医生，另见《引发奇迹的半日断食》，牧野出版）

▶ **癌症**："我曾经调查过住在疗养院进行断食的人，发现慢性肠胃病患者和 50 岁以上的人一共约 1500 人，其中没有一人得癌症。所以，断食或许可以锻造不患癌症的体质，这大概是预防癌症的方法。我想大声地说：'为了预防癌症，请尝试断食吧。'"（寺井嵩雄，见第 5 章）

第 3 章

断食能改善癌症！

——鹤见式『酶断食』的威力

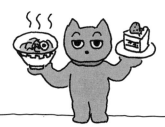

分解①恶性蛋白质；②活性氧；③脂肪

⦿ 断食能改善癌症

"断食能改善癌症！"

鹤见隆史医生（日本鹤见诊所院长）掷地有声地说道。

"酶断食"在改善癌症方面能发挥巨大威力。

鹤见隆史医生在治疗众多患者的过程中取得了惊人的效果，他是日本酶断食疗法首屈一指的创始人。所谓"酶断食"，概括地说就是一边补充"生命的本源"——酶，一边进行断食。作为创始人的鹤见医生，终于达到了用"断食改善癌症"的目的。以下是对鹤见医生的采访。

⦿ 恶性蛋白质增加了癌的"饵料"

——癌症真的可以通过断食改善吗？

鹤见："断食能改善癌症。但是，要有营养辅助，也要改变生活方式，要做很多事情。无论如何，断食是必需的。首先，癌症的'饵料'是葡萄糖，别无其他。另外，还要知道合成葡萄糖的材料里，有恶性蛋白质的参与。"

——恶性蛋白质？第一次听说。

鹤见："是叫作'CDC6'的蛋白质。不管怎么说，恶性蛋白质成为'随侍'后，葡萄糖一下子就增多了。这样的话，癌症就会无限地转移。所以，只要阻断恶性蛋白质，葡萄糖就几乎不合成了。"

——断食就可以阻断恶性蛋白质。

◉ 血流缓慢—低氧—活性氧—癌的"饵料"

鹤见："还有一个坏东西，就是活性氧（自由基）。那么，为什么不能'氧化'了呢？是因为活性氧破坏了血管的'微循环'。"

——"微循环"是什么？

鹤见："就是占血管总量93%的毛细血管。粗血管的'大循环'只占7%。毛细血管的平均直径只有4微米，而运输氧气的直径为7.5微米的红细胞必须被压缩、折叠后才能通过毛细血管。在氧气较多的地方，癌细胞是不能繁殖的。"

——血流缓慢和低氧是驱动肿瘤生长的原因。

鹤见："也就是说，微循环多的组织，因为氧气多，所以不会发生癌症。这是癌症的发病特点。1931年，沃伯格博士借此理论获得诺贝尔奖，氧气和癌症的这种关系在医学界被称为'沃伯格效应'。"

——低氧细胞不是通过分解氧气而是通过分解糖获得能量的。

鹤见："虽然厌氧解糖能量系统（不需要氧气，分解糖来提供能量）很有名，但是当'微循环'的血流变差，变成低氧状态时，活性氧就会被无限地释放出来。活性氧一被释放，对细胞的杀戮就会不断反复。于是，（炎症）使血管遭到破坏并出血，葡萄糖便会进入血液中。这时，癌细胞会很高兴地把葡萄糖变成食物，让自己发展壮大。"

——原来是活性氧给癌细胞提供了大量的食物。癌症的神秘面纱终于被揭开了。

鹤见："没错，这就是事实。在'微循环'不好的地方发生了氧化，给癌细胞提供了'饵料'。因此，癌细胞不断分裂，规模变大。"

◉ 使红细胞和脂肪分解、排出毒素

——那么，阻断的方法是酶断食吗？

鹤见："是的，配合断食，一切都会改变。总而言之，在'微循环'不好的地方发生了红细胞的叠连（红细胞缗线状），就是红细胞像钱币一样叠成一串。断食可以使成串的红细胞分离。随着断食的推进，毒素会涌入肠内。断食期间一定要喝水，使红细胞的叠连分离，毒素也从肠道排出体外。真正的断食是只摄取水分和盐分。只要有水和盐，理论上生命可以维持3个半月。"

——厉害！竟然能那样活着。

鹤见："断食的话，红细胞的叠连会全部分开，毒素或通过小便被排掉，或被运到回肠，变成宿便被排掉。之后，脂肪成为能量源被分解，变成酮体。于是，脂肪细胞不断减少，细胞本身也会变小。与其说变小，不如说逐渐恢复到正常大小。就这样，无限变大的脂肪细胞会被去除掉。然后，它会去哪里呢？首先进入主静脉，然后进入肝静脉，最后进入回肠，变成'便'排泄出来。"

——原来如此，最后是排毒。

◉ 正确的养分补给可以去除活性氧

鹤见："人体一天大约有 1 兆个细胞会报废，也就是每秒约 1000 万个的消耗量。报废的细胞被排泄掉。持续断食的话，毒素细胞会不断地被分解排泄，然后就叫以摄取好的营养物质了。虽说是断食，但也要喝点果汁或是吃点菜泥，这样身体就会产生优质细胞。消灭活性氧的物质是捕捉剂（抗氧化物质）。如果一边摄取这些抗氧化物质，一边少吃的话，最后癌症就会有所改善。"

——然后癌细胞被赶出体外。

鹤见："是的。癌细胞连活着的精力都没有，会慢慢地死去。所以，简单地说，用捕捉剂'涂抹、固定'癌细胞，癌就会'凝固'变成'石灰'。最后被排掉。"

——这就是鹤见理论，简单易懂。

鹤见："所以，首先要断食。这个（改善癌症）机制是我经历一番摸索得出的理论。"

3 日断食，
只是正式断食的入门级别

◉ 脂肪释放出病原菌"脂肪毒"

3 日断食真能改善大部分的疾病吗?

鹤见医生否定了这一点。

"说白了，还差一点，3 日是不行的，虽然会变好，但是身体还在改善中。"

首先，脂肪中潜伏着病原菌，这确实令人吃惊。断食的话，脂肪会被分解，潜伏的病原菌作为"脂肪毒"被排泄掉。此时会引起各种各样的症状。

这个症状可以称之为"断食好转反应"。

而且，脂肪细胞会分泌各种物质。具有代表性的是生理活性物质（脂肪细胞因子），是来自脂肪的激素类物质。如果断食，脂肪细胞因子会从脂肪细胞中大量排出。这是在 1996 年发现的，是比较新的活性物质，经常被称为"脂毒"，断食可以将这些"毒素"从脂肪中释放出来。

还可以使潜伏的病原体释放出来。

"脂肪中潜伏着很多病毒和病原菌，而且还有很多类似脂

肪细胞因子的物质。"（鹤见医生）

已知以下 3 种脂肪细胞因子，即"脂毒"和疾病的因果关系。

①TNF-α：容易诱发糖尿病。

②血管紧张素原：使血压升高。

③PAI-1：形成血栓。

"这些有害的细胞因子几乎都是从脂肪细胞中发现的，想要完全了解它们估计要到很多年以后。"（鹤见医生）

◉ 第 3 日出现严重的"好转反应"

"断食后脂肪细胞被分解，3 日内，坏东西就会被排泄掉。此时症状最严重，毒素细胞会出现在尿和粪便中。这个过程毒物显现，引发非常严重的炎症，比如恶心、头痛等症状，表面看上去是最不好的时期。"（鹤见医生）

这就是所谓的"好转反应"，必须跨越这道坎。

不知道"好转反应"的意义，会把它看作是断食的"不良反应"。

鹤见式酶营养学提出"向野生动物学习"

◉ 对现代人来说"六分饱，刚刚好"

鹤见医生的著作《酶之谜》（祥传社出品）是一本通俗易懂的好书。

我来介绍一下书中内容。

那么，"酶"到底是什么呢？它有 6 个特征。

①**第九大营养素**：与维生素等相比，因为发现得晚，所以酶被认为是"第九大营养素"。它是一种被称为"生命之源"的活的营养素。

②**48℃以上高温会灭活**：蛋白质是酶的主要成分，如果在 48℃以上的高温下加热，会发生过热灭活。因此，在摄取含有酶的食物时，要避免加热，注意生食。

③**有 2 种类型**：酶分为体内生成的"体内酶"和从食材摄取的"食物酶"2 种。

④**催化剂作用**：酶是细胞进行生命活动的催化剂。一种生物化学反应中，只有一种酶做催化剂。现在已经确认有 2 万多个酶的存在。

⑤**产量一定**：人的一生，体内产生酶的量是固定的。因

此，需要从外部充分地摄取食物酶。

⑥**前沿的科学**：直到 21 世纪，人类才验明酶的实际状态，而且尚有许多未知部分。

● 白发是酶被浪费的结果

所谓衰老，就是"生命之源"的酶的含量减少。

美国芝加哥迈可瑞斯医院梅尔博士的研究小组的研究结果令人震惊。

69 岁以上老年人的唾液中，酶的活性比年轻人弱了 30 倍。证实了酶的活性会随着年龄的增长而衰弱。

因为潜在的酶逐渐减少所以才发生衰老，典型表现就是白发。

酶被优先转移到维持生命的重要地方，从优先顺序看，头发是注定要被抛弃的。

"即使头发变白了，生命也不会有什么变化。因此，头发的颜色首先被抛弃。"（鹤见医生）

酪氨酸酶使黑色素固定在头发上，使头发变黑。但是随着年龄的增长，体内潜在的酶不断减少，酪氨酸酶就转移到其他重要的地方去，于是，形成了白发。

有人头发很早就变白了，这是因为体内潜在的酶被浪费掉了。

鹤见医生为我们敲响了警钟："现代人浪费酶的现象实在太多了。"

"可能大部分的人都是这样浪费酶的：吃快餐、烤肉、拉面等高热量烹饪的食物；到了半夜吃夜宵、零食并且吸烟或大量饮酒。不好的生活习惯使酶流失。再加上环境污染、身心压力，无论有多少消化酶或是代谢酶，都不够消耗。把潜在酶的存量都消耗殆尽之后，人们才40多岁、50多岁就已经不健康了，过着不算幸福的人生。"

"不要吃饱！"
治病要以野生动物为榜样

◉ 让代谢酶工作，让消化酶休息

"生病的时候不要吃太多。"

鹤见医生也强调少吃才是治病的关键。

"人在吃多了的时候记忆力会变得不好，脚尖和颈后会变冷，是因为血液流向了胃和肠，很难再去其他地方。所以，蔬菜、水果等不给消化增加负担的饮食才是首选，生病的人更需如此。也许，这时身体在控告：'我在和疾病做斗争，代谢酶非常忙，请不要再浪费消化酶了。'"

鹤见医生也把目光投向野生动物，观察它们的治病方法。

动物的智慧值得研究，生病时它们在巢穴什么都不吃，最大限度地发挥自然治愈力。

江户时代《养生训》的作者贝原益轩曾说"古人充分认识到吃饱的可怕"。这里，引用贝原益轩的话："八分饱，不看医。"

贝原益轩生活在江户时代初期，当时的饮食是"一汤一菜"的朴素食物。和现在相比，质和量都有很大差异。如果换成现代的食物，七分饱也嫌多，大概相当于六分饱。其实，很久以前日本人一天只吃两餐。不仅在日本，在亚洲其他国家和欧洲一天吃两餐的时期也持续了很久。日本普及一日三餐的时间，城市是在江户时代中期以后，农村在明治时代以后。

◉ 不吃早饭

总觉得"多吃点吧"的想法存在于某处并发挥作用。这与"近代营养学之父"沃伊特劝告德国国民要吃 2.5 倍所需量的蛋白质（肉等）有关。

"从一天的生理规律来看，早上是'排泄'时间，不吃也没关系。晚上 7—8 时吃完晚饭，到第二天中午之前不吃，可以让消化道休息 16 ～ 17 小时。无论如何都想吃早饭的话，只吃富含酶的生蔬菜和水果就足够了，这样就可以帮助排泄了。"（鹤见医生）

◉ 能清除肠道毒素、细胞便秘的鹤见式断食疗法

鹤见式断食，首先要彻底排掉肠道的污秽（毒素）。

"……断食之所以这么好，是因为它能清除肠内的污垢。现代日本人虽然生活在发达的日本，但是肠内非常脏。从癌症、心脏病、脑卒中、糖尿病等生活方式病急剧增加，到特应性皮炎和花粉症等过敏症状的蔓延，便可见一斑。肠内污垢通

过血液进入细胞。全身 100 兆个细胞里积存了大量的毒素，细胞毒素就是胆固醇、污垢、中性脂肪、真菌（霉菌）、病原菌及白细胞的'尸体'等物质。"

"这些毒素就像宿便一样积存在细胞里。所以，满是毒素的细胞是无法维持健康的。我把细胞积存了毒素的现象称为'细胞便秘'，这些发生便秘的细胞就是肥胖和疾病的根源。"（《酶打造肠免疫力》，大和书房出品）

◉ ①素食；②全食；③生食：酶食物的推荐

即使控制热量，也要摄入必要的营养成分。

包括：①素食；②全食、自然食物；③生食。

吃的顺序也很重要。

"从沙拉开始。生蔬菜、水果含有很多酶，这些酶起到'提前消化'的作用，即：在食物没到胃部之前，已经开始消化了。所以，吃这些食物会消化得很快，用 30 分钟左右的时间通过胃，不会堵塞消化道这条唯一的通道，使消化道流动通畅。"（鹤见医生）

这里有一些成熟的酶食用方法。

▶ **果汁**：喝鲜榨果汁。高速榨汁机摩擦生热，会使果汁酸化，所以推荐低速榨汁机。饮用方法是：①空腹饮用；②像嚼一样地喝；③和食物纤维一起；④水果和蔬菜混合。

▶ **果泥、菜泥：**蔬菜、水果被磨碎后，可以摄取到细胞内的酶。研磨后，酶量是平时的 2 ～ 3 倍以上，可以使消化吸收变顺畅。果皮、蔬菜皮富含酶，所以最好连皮一起磨碎。蔬菜推荐萝卜，水果推荐苹果。此外，山药、胡萝卜、生姜、黄瓜、芹菜、芜菁、大蒜、莲藕、洋葱也可以加到磨碎的食物中。最好使用能让酶产生活性的金属擦板。和果汁一样，磨碎之后马上吃掉。

▶ **发酵食品：**发酵是指"产生酶"的现象。日本是发酵食品的"天堂"，味噌、酱油、纳豆、醋、咸菜等。甚至有人说日本人的长寿多亏了腌菜。

"……其中，纳豆是（日本）在世界上引以为豪的健康食品的"天堂"。在发酵过程中会产生淀粉酶、蛋白酶、脂肪酶等多种消化酶。其中，最厉害的酶是生成纳豆菌的蛋白质分解酶，即纳豆激酶。纳豆激酶黏黏的成分可以溶解脑梗死和心肌梗死的血栓。近年来才知道纳豆中含有溶菌酶这种病原体溶解酶。"（鹤见医生）

◎ 用 3 日断食来热身

感冒了，应该"别吃，别动，睡觉吧"。

"如果是感冒的话就简单了，断食大概率可以改善。如果是头痛，情况要复杂一点。头痛有很多种，我曾经诊断过顽固性偏头痛的患者。患者拍脑部 CT，没发现什么异常，吃了止痛药也不行。其实，有的头痛的原因是肠道，肠内尽是毒素。"（鹤见医生）

为了在肠内增加有益菌，需要进行断食疗法。这种情况下，断食 3 日远远不够。根据鹤见医生的说法，断食后细胞更新需要时间，其中，消化器官的细胞更新较快。

除此之外，其他内脏器官的细胞，更新所需时间较长。

"重要的是去除肠道的毒。因为肠道毒素会进入肝脏扩散到全身，所以必须想办法解决。"（鹤见医生）

为了除去"肠道毒"，3 日断食只是热身运动。一些顽固的头痛也是由"肠道毒"引起的。

"轻微头痛的话，断食 3 日没问题。其他病症的话，断食 3 日只是入门阶段。"（鹤见医生）

必须一点点地注入酶营养，更换身体细胞。

酶断食的实施方法

◉ 梅干和萝卜泥、胡萝卜泥

鹤见式酶断食疗法。

"……首先，只食用水和梅干持续 4 日或 5 日。然后是水、梅干和蔬菜泥（萝卜、胡萝卜都可）持续 1 周左右。接下来使用低速榨汁机榨水果和蔬菜，食用汁液和残渣，并配合梅干，一定要加上梅干，白天可以不加，坚持 10 日。这样就 21 日了。"（鹤见医生）

梅干、萝卜、胡萝卜等大家熟悉的食物，在此时大显身手。

其实，身边司空见惯的食材就是酶的补给源。

"接下来，就请过简单的生活吧。然后再重复一次，如果不反复多次实践的话，特别是有的疾病是无法改善的。"（鹤见医生）

3 天以上的断食，需要在专家的指导下进行。

当然也有在家里就能做到的鹤见式酶断食疗法，请尝试一下吧。

◉ 在自家进行的酶断食的几种方案

有如下方案。

▶ **半日方案**：前一日晚上 8 时之前吃饭，到第二天中午为止不吃饭。这是轻松的、不吃早饭的轻断食。虽然只是 16 ～ 18 小时的断食，却能让胃肠得到充分的休息，遏制了消化酶的消耗。这段时间只喝水。

"身体状况不太好，感觉内脏有负担时，请进行半日断食。身体马上会被调整好，感觉很舒畅。所以，感觉到身体稍微出状况的时候，请马上行动。"（鹤见医生）

▶ **1 日方案**：早、中、晚各一个梅干。每餐都吃含有丰富柠檬酸的梅干，可以为身体提供能量，消除疲劳。

"早上喝一大勺亚麻籽油，晚上吃萝卜（5 厘米）泥和一根黄瓜、一根芹菜。蘸盐或味噌吃也没关系。24 小时的断食可以使疲惫的肠胃得到充分的休息，体内的毒素也能很好地排出。此方案大致 1 个月进行 2 次。"（鹤见医生）

▶ **2 日方案**：基本和 1 日方案一样，要连续进行 2 日。

"蔬菜泥（萝卜 5 厘米、生姜 3 厘米、胡萝卜三分之一个等）外加调味汁（酱油少许、黑醋少许、亚麻籽油一大勺、罗汉果颗粒一小勺），可以在任意一餐中加入一种水果，如一根香蕉、半个苹果等。"（鹤见医生）

▶ **2 日半方案**：从周五晚上到周一早上，尝试利用整个周末进行挑战吧。

"会切实感受到体内毒素被排出。所以，请大胆实践吧，这非常值得。另外，要记得一天喝 10 杯以上优质水。1 个月进行 1 次吧。"（鹤见医生）

鹤见医生说"断食能改善某些癌症！"这并不夸张。实际上，某个断食道场的调查结果也证明了断食改善癌症的效果。"在 1500 人的断食体验者中，没有一人罹患癌症"。

鹤见式的酶断食是一边补充蔬菜泥、果汁和梅干一边进行的，所以不会有负担，断食效果好。在这里要注意的是，蔬菜等要尽量选择无农药的有机食品。

另外，无添加梅干也是不变的原则，加入色素的就不在讨论范围内了。

建议先从 1 日方案开始尝试。

你会因为身体变轻快，而感到吃惊。

第
4
章

伙食费减半，寿命延长

——被长寿基因证明的令人震惊的真理

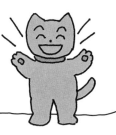

80 年前发表的"寿命倍增说"

◉ 肚子六分饱的老鼠寿命延长了 1 倍（麦凯论文）

食物吃一半，寿命能延长。

这么说的话，几乎所有人都会冷笑吧。

"不是开玩笑吗？有根据吗？"

事实上，无论是科学还是医学，都有根据。

现在，已经被很多实验证明了。

最先发表实验数据的是前面介绍过的美国康奈尔大学的营养学家，克莱夫·M.麦凯博士。

1935 年，他的论文《关于老鼠的营养和寿命的研究》发表在《营养学杂志》（*The Journal of Nutrition*）上。所以，这是在大约 80 年前就已经被证实的事实。

首先，麦凯博士将实验老鼠分为 2 组，分别是想吃多少就吃多少的 B 组和把投喂食物的热量减少到 60% 的 A 组，2 组进行比较，得出了 A 组的平均寿命比 B 组长 1 倍的结论。

"在 A 组中，甚至有生存了超过 1400 日的老鼠。"（麦凯论文）

热量摄入减少，寿命就会延长！

◉ 这个实验从根本上否定了过度摄取营养

对当时的研究人员来说，实验结果着实令人吃惊。

因为，当时全世界已经被沃伊特营养学（见前文）所影响。

也就是"营养越多对身体越好"这一理论已经成为一种常识。

沃伊特自信满满地说："不存在过度摄取营养成分的情况。"

麦凯论文的"当头一棒"，对当时信奉沃伊特营养学的学者们来说应该难以接受吧。

麦凯论文从根本上颠覆了成为主流已久的营养学的"常识"。

但是，80多年以前的实验并没有成为当时的话题。

热量摄入减少，患病风险就会降低，寿命会增加。

这对人类来说是福音。

猴子实验也证实了断食、少食的效果

◉ 从原生动物到水蚤、昆虫、哺乳动物

怀有求知心的研究者们并没有停止。

特别是"抗年龄学"（抗衰老）的学者们，着眼于热量限制和寿命之间的关系的研究。好奇心旺盛的学者们因寿命的奥秘而精神振奋，不断挑战。

到了 20 世纪 80 年代后期，陆续开始进行有关"限制热量摄入可以影响寿命"的研究。动物实验也证明了"断食和少食能长寿"这一结论。并且已经在世界上进行了数十例热量摄入限制实验。

惊人的事实一件接一件地浮出水面，尝试证实限制热量摄入可以延长寿命。从酵母、草履虫等原生动物，到线虫等微生物，甚至是水蚤等甲壳类昆虫，乃至老鼠、猴子等哺乳动物都得到了同样的实验结果。

◉ 吃七分饱的猴子，寿命是原来的 2 倍（来源：美国国立卫生研究院）

灵长类猴子的实验也证实了寿命延长说。

我举一个典型的例子。

▶ **猴子（罗猴和松鼠猴）**：吃七分饱的猴子寿命延长了1倍（美国国立卫生研究院报告）。

把60只猴子，分为A、B两组，每组30只。B组猴子想吃多少就吃多少，A组猴子将热量摄入限制到70%。就这样持续观察了15年。

结果，A组猴子的死亡率是B组的1/2。

也就是说，限制摄入热量，吃七分饱的猴子多活了1倍的寿命（美国国立卫生研究院，M.莱恩，D.英格拉姆，G.路斯等）。

这个实验也揭示了一个有趣的事实。少食派A组猴子的特征是：①体温低；②血液中胰岛素值低；③硫酸脱氢表雄酮（DHEAS）没减少！

这种特殊的硫酸脱氢表雄酮是由肾上腺皮质生成的，别名"抗衰老激素"。少食健康法的权威甲田医生（见前文）这样解释道："这种激素一般会随着年龄的增长而减少。但是少食的猴子们却没减少。这种激素在抗衰老的同时，也有增强免疫力的作用。"

也就是说，七分饱的少食"除了提升精力之外，还能增强抗衰老能力和免疫力"。

是的，这对苦于精力衰退的人类来说，是个好消息吧。

● 七分饱的猴子外表也很年轻

▶ **猴子（罗猴）：** 七分饱的猴子存活率是不限制热量摄入的猴子的 1.6 倍（美国威斯康星大学报告）。

这是美国威斯康星大学研究小组进行的历时 20 年的实验结论。

该论文在《科学》杂志（2009 年 7 月 10 日）上发表后，成为世界性话题。

这个结果令人震惊。

实验开始后的 20 年，没有限制热量摄入的 B 组猴子死了一半，而控制在七分饱的 A 组猴子活了八成，存活率是 B 组的 1.6 倍。

研究小组还公开了实验猴子的影像。

A 组"康德"（雄性 27 岁）：有热量摄入限制（70%，446 千卡）。

B 组"欧文"（雄性 28 岁）：无热量摄入限制（100%，591 千卡）。

2 只都是相当于人类 80 岁左右的高龄猴子。两者的区别一目了然，明明几乎同岁，A 组"康德"却看起来很年轻，没有皱纹，皮肤和毛色有光泽。相比之下，B 组"欧文"有皱纹，皮毛也干巴巴的，不整齐，没有弹性。而且 A 组"康德"对采访摄像机表现出了兴趣，敏捷地走动着，眼里有神。B 组"欧文"看起来却很疲惫，几乎不动，没有生气。

"看不出这两只猴子是同一年龄，外观也是如此。在运动能力等方面，感觉两只猴子肉体年龄相差 5 ～ 8 岁。"（实验主任理查德·温德莱克教授）

◉ 历时 20 年的实验，证明了少食效果

美国威斯康星大学使用猴子进行的抗衰老实验，规模非常庞大。1989 年开始实验，对象是 76 只罗猴。研究开始的时候，这些猴子已经成年（7 ～ 14 岁）。

首先，用抽签的方式把猴子分为 A、B 两组，每组各 38 只。

A 组猴子投喂食物的热量减少 30%。

B 组猴子没有限制，让它们随便吃。

这样持续观察 20 年。人工饲养的罗猴的寿命通常在 27 年左右。当然，也有从一开始就去世的猴子。

20 年后，调查存活的猴子——

饱食 B 组猴子：大约死了一半。其中 37%（14 只）是患癌症、糖尿病、心脏病、脑萎缩等老年病死去的。

少食 A 组猴子：80% 活着，存活率约为 B 组的 1.6 倍。因为老年病而生病、死亡的只有 13%（5 只），这大概是饱食 B 组的 1/3。

温德莱克教授得出了这样的结论：

"低热量食物能延长寿命，即使上了年纪也能提高'生活质量'（QOL，quality of life）。从 B 组猴子老年病的发病率和 A 组猴子的存活率就可以看出限制热量摄入的重大影响。"

▶癌症、心脏病：吃七分饱的话，发病率不到二分之一。

研究小组特别关注癌症和心脏病的发病情况。

比起随便吃、十分饱的 B 组猴子，吃七分饱的 A 组猴子"癌症和心脏疾病的发生率锐减到一半以下"。（同论文）

也就是说，不想因为癌症或心脏病死亡的话，建议至少吃七分饱。

▶糖尿病：少食猴子没有因糖尿病死亡。

七分饱对预防糖尿病也有不可思议的效果。节食的 A 组猴子"没有发现糖尿病和血糖值调节异常的情况"。（同论文）

温德莱克教授表示"限制热量摄入是远离糖尿病的有效手段"。同时也证明了患糖尿病的原因是"饱食"，预防方法和治疗方法都是"不吃"。所以，在糖尿病患者中，断食疗法发挥了惊人的效果也实属正常。

▶脑功能：限制热量摄入后，大脑功能得到改善。

衰老伴随着痴呆和脑萎缩（阿尔茨海默病等）等大脑功能低下症状。

但是，限制了热量摄入的 A 组猴子，大脑功能非常好。

研究小组通过比较实验得知："A组七分饱的猴子，很少出现大脑萎缩或者肌肉力量下降的情况。观察猴子们的操作能力后发现，A组猴子的大脑领域中，有2种能力比较突出，一个是需要记忆力的操作能力，另一个是解决问题的能力。"（同论文）

这也间接地证明了饱食的B组猴子大脑功能低下。

随便吃的B组猴子，有些因得了癌症、心脏病而死亡，数量是A组的2倍多，有些因患糖尿病而饱受煎熬，有些因患痴呆和脑萎缩而过早衰老。

多吃还是少吃?

差异一点点，人（猴）生大不同。

◉ 性能力改善，变得更年轻

美国威斯康星大学团队也观察了A组七分饱猴子的生理指数（参数）的变化，发现了一件很有意思的事情。

如果把热量摄入限制在70%，体重、脂肪量、血压、心率、血清中脂肪、氧化应激、代谢速度、体温等指标会降低。这些数字表明，身体正在不断地接近与衰老相反的健康状态。另一方面，性成熟、骨骼形成、代谢速度（长期）、高密度脂蛋白胆固醇、听觉反应等指标提升。这些都是因限制热量摄入，改善了性能力，使骨骼结实、身体壮硕，给人以年轻状态的证明。

美国威斯康星大学研究团队的执着令人敬佩。更令人叹服的是，20 年的实验报告说到底只是"中间报告"。他们还要继续进行 15 年的实验，所以这只是他们伟大业绩的一部分。

还有很多实验论文也证明了限制热量摄入可大大延长寿命。

◉ **三成热量摄入，延长 1.7 倍寿命**

▶ **老鼠（雌性）**：如果只吃三分饱，寿命则会延长 1.7 倍（美国国家老龄化研究所报告）。

这是将热量摄入减少到 30% 的老鼠的实验，可以说是三分饱实验。

简直和瑜伽行者一样，真的会令人担心这样是否能活下去。

结果，三分饱的老鼠寿命延长到了原来的 1.7 倍。

▶ **A 少食组（三分饱）**：平均寿命为 50 个月。

▶ **B 饱食组（十分饱）**：每周摄取约 140 千卡热量，平均寿命不到 30 个月。

比较两者的平均寿命，A 组 50 个月，B 组不到 30 个月。三分饱的老鼠寿命是饱食老鼠的 1.7 倍，差距巨大。而且，A 少食组的最长寿命将近 60 个月。相比之下，B 饱食组最长寿命不超过 40 个月。连最长寿命，少食组都是饱食组的 1.5 倍。

一部分抗衰老学者对热量摄入控制在 60% 以下的少食做法持否定态度，害怕会造成人体营养不良。

但是，即使老鼠的热量摄入控制在 30% 也一样能使寿命延长 1.7 倍，这几乎相当于人类一日只吃一餐。对比 A、B 两组，发现体重也有很大的差别。B 饱食组的短命老鼠平均 50 克，A 少食组的长寿老鼠平均 20 克，竟然只有饱食组四成的体重。人类的长寿者中也有很多身材矮小的人，控制体重，寿命有可能会更长。

改善八九成的色斑、皱纹、白发等衰老标志！

● 以七分饱、五分饱的状态生活2年（生物圈实验）

"这不是猴子和老鼠的实验……"

光凭上面的论述，也许还有人不认可。

实际上，已经有实验对人体进行了热量摄入限制。

而且，人体实验也得出了和猴子实验相同的结论。

——那就是被称为"生物圈"的8人人体实验。

这是一个让8名男女在完全隔绝外界的人工空间里生活的实验，在一个圆顶状的人工环境里生活，被命名为"生物圈2号"。实验空间有着可以被称为"宇宙穹顶"的科幻般的外观。

被选拔出来的8名成员，在这个封闭空间里生活了2年。他们在这个空间里过着自给自足的日子。这个实验设想了未来的宇宙旅行，并观察封闭的、极限的空间对人的生理、心理上的影响。

成员们摄取热量的量被设定为1800千卡，相当于中等程度的"热量限制"（削减25%）。

也就是说，8个人过着吃七分饱或五分饱的日常生活。

◉ 体重、血糖、脂质、血压等得到改善

两年的"巨蛋"少食生活，带来了怎样的结果呢？

他们的平均体重减少了 18%，之后稳定下来，基本保持不变。此外，还观察到了血液中的磷脂质量减少、胆固醇值降低、胰岛素值降低、血糖值降低等。

也就是说，他们身体的脂肪含量和血糖水平下降，变成了苗条且紧致的健康身材。

8 人的记录显示全体人员的体重、血糖、胆固醇、血压、白细胞指标都得到了一定的改善。

以其中 1 人为例，如下所示，所有数值都在下降：

①体重（94 千克→71 千克），②血糖（105 毫克 / 分升→82 毫克 / 分升），③胆固醇（215 毫克 / 分升→129 毫克 / 分升），④血压（100/70 毫米汞柱→80/50 毫米汞柱），⑤白细胞（6500 个 / 微升→4100 个 / 微升）。

这名队员在这里成功地把体重减到了原来的四分之三，其他队员也一样。"生物圈 2 号"的人体实验，在限制热量摄入能影响人体健康这一问题上，提供了重要的数据。也就是说，即使吃到七分饱或五分饱，人体也会接近健康状态。

◉ "努力少吃"的话，"就不会很快变老"

综上所述，限制热量摄入可以防止衰老，是延缓衰老的

"秘密武器"。

人类衰老的标记就是色斑、皱纹、松弛、白发等能表现年龄增长的"生理指数"，据说有约 300 个。但是根据美国国家老龄化研究所的报告显示，单靠限制热量摄入，这些衰老现象就能改善 80%～90%。

尽量少吃就不会很快变老，没有比这更令人感到可喜的了。不管怎么说，这种方法既节省了伙食费，又省去了买菜和做饭的麻烦，还可以节省电费，也不用洗很多碗……全是好事。

◉ 吃 2 倍，命减少！

热量六成，寿命延长……从麦凯报告到美国威斯康星大学实验，所有动物实验都证明了热量减半，寿命会变为原来的 1.5～2 倍。

其实，我觉得无须对"限制热量摄入能延长寿命"感到惊讶，这种惊讶的态度反倒让人觉得很奇怪。

例如，人们会对热量"减半"，老鼠寿命能延长到原来的"2 倍"感到惊讶，其实反了。

应该对一直吃"2 倍"的量，导致寿命"减少"这件事感到惊讶，不是吗？

对于老鼠来说，摄入热量的理想值就应该是"减半"的。

所以，减半后，老鼠们实现了原本的健康和长寿。猴子、水蚤，还有人类或许也都是一样。

人类错误地认为给老鼠们吃想吃的量才是正确的。同样，也错误地认为想吃多少就吃多少才是正确的饮食生活。

应该改变这种看法，因为那是错的。

关于饭量，吃想吃的一半才是正确的。

让动物们吃了想吃的量，吃了原本的 2 倍，最后导致寿命缩短。

食物减半＝自然状态。所以，如果热量减半，就会恢复到原本的自然状态，实验中的猴子是这样，人或许也一样。

在自然界里，24 小时"饱腹"这种状态几乎是不可能的，或者说没有。

"空腹感"是生命力的源泉之一。

野生动物平时不吃（吃不到）。所以磨砺生存本能，在原野上来回奔跑，将生命力和自然治愈力保持在高水平，才能得以生存下去。身姿强劲有力，充满跃动感，美得令人窒息。

传统饮食才是健康的！
向《马克加邦报告》学习

● 文明国家的饮食误区

那么，到底吃什么才好呢？

健康长寿的、理想型的饮食生活是什么样的呢？

大概谁都想知道吧，应该制定出指南或者指导方针。其实，有两份报告可以作为指南，那就是《马克加邦报告》和《中国健康调查报告》。

1977 年在美国发表的《马克加邦报告》是关于"饮食和健康"的大规模调查报告，正式名称是《美国参议院营养问题特别委员会报告》。这个调查是在民主党卡特政权下实施的。以担任调查的指挥官麦戈文上议院议员的名字命名，被通称为《麦戈文报告》，亦称《马克加邦报告》或"M 报告"（日译版《现在的饮食生活会让人早死》，经济界出品）。

这份报告多达 5000 多页，当时被称赞为"人类历史上规模最大的一次'饮食和健康'调查"，是一份在美国开展并实施的空前绝后的研究报告。

然而，这份报告却充斥着反省和悔恨的话语。

"发达国家的饮食方式不正常，非常不健康""没有任何人注意到这件事情""我们必须即刻改变饮食方式"。

M报告的内容，彻底推翻了欧美人的饮食生活方式和一些营养学内容。换言之，他们一直相信、夸赞并践行的"丰富"的欧美式饮食，本质上是不健康的。

◉ 建议从"五高饮食"向"五低饮食"转变

"美国人中常见的心脏病、癌症、糖尿病、高血压、脑卒中、肥胖及精神疾病也是不健康饮食造成的。"（M报告）

以前一直认为健康的饮食，简而言之就是"五高饮食"。

即：①高热量食物；②高蛋白质食物；③高脂肪食物；④高糖食物；⑤高精制食物。

根本原因是近代营养学的鼻祖，沃伊特提出的"好东西不怕多吃"。然而，5000多页的《马克加邦报告》纠正了颠覆营养学的一些误区。

只有"五低饮食"才能改善疾病，保障人们的健康长寿。也就是：①低热量食物；②低蛋白质食物；③低脂肪食物；④低糖食物；⑤低精制食物。

◉ 食量减半，摆脱疾病

M委员会提倡"美国国民，回归到世纪初的饮食生活吧"。

就是对健康和长寿有益的"五低饮食"。

只有改变饮食生活，才能改善美国人的健康。

M委员会的提案是"美国人要减少一半的食量"，从"令人烦恼的肥胖、癌症、心脏病、糖尿病中解放出来"。

美国的严峻情况，说明美国人的饮食确实应该限制热量摄入，别忘了，长寿基因可以通过限制热量摄入的方式释放出来。

M委员会列出了具体数据。

▶ **癌症**：发病率和死亡率减少了20%。

▶ **心脏病**：发病率和死亡率减少了25%。

▶ **糖尿病**：减少约50%（症状改善约50%）。

▶ **肥胖症**：减少约80%。

如此，便可节省三分之一的医疗费用（M报告）。

◉ 理想型饮食是日本的传统饮食

为什么以美国为首的国家会付出如此惨痛的代价呢？

"美国只有4%的医科大学把营养学课程设为必修科目。全美四分之一至二分之一的医院给入院患者提供了不恰当的饮食指导。"

"许多医生不懂真正的营养学，他们所了解的近代营养学原本就是有错误的。"

翻译M报告并介绍给日本的医疗评论家今村光一先生感

慨地说道。

M 委员会也得出不可撼动的结论："发达国家的医生、营养学者都没注意到这么简单的事情！""必须对医疗人员进行再教育！"

5000 多页的 M 报告的结论令人感到意外。

"世界上存在理想型饮食，就是日本的传统饮食。"

◉ M 报告被忽视

读到这里，应该有很多人没有听过《马克加邦报告》吧。为何如此？是因为，对于日本食品行业来说，这个报告的内容"不合时宜"。

要问在美国国内 M 报告是否迎来了支持，结果并没有。社会的反应完全相反，可以说没有激起太多风浪。

跟日本一样，媒体忽略了这个报告。

过量摄入动物蛋白质是不健康的！

◉ 柯林·坎贝尔的《中国健康调查报告》

继《马克加邦报告》之后，还有一份重磅营养调查报告。

那就是《中国健康调查报告》，由美国、中国、英国政府共同进行的国际健康调查报告。始于 1983 年，以"中国·项目"命名，有很多研究机构参与。美方、英方分别有康奈尔大学、牛津大学参加，中方有中国预防医学科学院参加。

这是继《马克加邦报告》以来，最全面的"营养与健康"调查。

该调查持续了 10 年，在"流行病学调查大奖"和《纽约时报》上都获得大奖。以此，一个接一个的冲击性事实证明了营养和疾病的关系。

例如，美国男性心脏停搏的死亡率是中国男性的 17 倍。

差距之大令人惊讶。

有报道指出元凶就是不健康的错误饮食生活方式，主要原因是肉。另外，高糖、高脂肪的饮食促使心脏病频发。此外，美国女性乳腺癌的死亡率是中国女性的 5 倍，原因是"五高饮食"。这也证明了一直被蔑视忽略的中国传统食物更健康。

◉ 动物蛋白质含量达到 20%，癌症发病增长 11 倍

主导此次研究的康奈尔大学的营养学家柯林·坎贝尔教授得出结论:"动物蛋白质是不健康的。"这是一个令人震惊的结果,坎贝尔教授说道:"一开始我怎么也不敢相信。"

在老鼠实验中,一方面,只需将蛋白质的比例从 10% 增加到 20%,癌症的发病率就会爆发性地增长 11 倍。

另一方面,给老鼠喂食蛋白质含量为 5% 的饲料,再投喂强致癌物质黄曲霉毒素后,发现老鼠的癌症发病率并没有变化。然而,当把蛋白质含量增加到 20% 时,癌症的发病率又爆发性地增长了约 20 倍。

这里使用的动物蛋白质是牛奶酪蛋白。

"蛋白质含量为 20% 的话,在实验结束时,老鼠全因肝癌濒临死亡或是死亡。""蛋白质含量为 5% 的话,老鼠全都皮毛光滑,富有活力","2 种情况的得分为 100 ： 0,这是在此类研究中绝对看不到的现象"。(坎贝尔教授)

用植物蛋白质的小麦谷氨酸做对比实验,发现其致癌率只是动物蛋白的 1/8。

也就是说动物蛋白质的致癌率是植物蛋白质的 8 倍。而且当动物蛋白质的比例增加 6%、14% 时,致癌率也成比例增加。

坎贝尔教授对这些结果感到困惑,反复进行实验。

但是结果还是一样。

"肉、蛋、牛奶等动物蛋白质是不健康的……"

这是教授得出的结论。

◉ 低蛋白食物使癌减少近四成

此外，教授们还发现，只要将高蛋白质饲料换成低蛋白质饲料，老鼠的癌症就会被抑制。"吃低蛋白质食物的话，肿瘤的生长比吃高蛋白质食物减少了 35% ~ 40%。"（坎贝尔教授）

这证明了低蛋白食物对癌症改善有 35% ~ 40% 的效果。

这也是半断食对癌症改善有效果的证明。

相反，"把老鼠的食物从低蛋白质换成高蛋白质后，肿瘤又重新开始生长"。（坎贝尔教授）

教授由此得出了这样的结论：

"通过控制营养的摄取，来控制癌症的'开、关'"。

也就是说，吃低蛋白食品的话，癌症就会"关"。

所有的断食疗法都以低蛋白质为原则，并且严禁动物蛋白质，坎贝尔教授的实验就是有力证明。

"动物所需蛋白质的量有标准，超过标准就会生病。"（坎贝尔教授）

这也是对以往营养学提出的"营养再多也不会有害"这一误区的有力批判。

◉ 重新看待动物蛋白质、牛奶

"很意外，老鼠吃了牛奶酪蛋白后，肝癌迅速发展。"（坎贝尔教授）

"喝牛奶的女性更容易患乳腺癌。"（伊利诺伊大学医疗中心）

看完以下实验，你会受到冲击，因为或许牛奶才是不健康的物质。

"在美国，饮食总热量的15%～16%是蛋白质，蛋白质中的80%是动物蛋白质。与此相比，在中国，饮食的9%～10%是蛋白质，蛋白质中仅有1/10是动物蛋白质。"（《中国健康调查报告》调查）

在日本，摄取肉、牛奶、鸡蛋等动物蛋白质的观念根深蒂固。

这是因为，自明治时期以来人们一直被以往营养学的一些错误观点影响。

读到这里有人会觉得难以置信，甚至头脑混乱。

对于这些实验结果，首先感到困惑的是坎贝尔教授自己。

因为，这是和自己曾经学过的以及在大学里教过的营养学完全相反的理论。

◉ 营养和健康的两大宝典

坎贝尔教授决定将这些具有冲击性的学术论文总结成书。

但是参加项目的同僚学者们因为害怕社会影响，全部拒绝了合作。最后作为共同执笔者写上名字的只有自己学医的儿子。学者们揭露真相需要多么大的勇气啊！后来，其著作《中国健康调查报告》发行后，在美国社会引起了巨大反响，特别是前总统克林顿对内容赞不绝口。这本书销售了100万册，成为销量突破百万册的图书。日译版翻译为《被埋葬的"第二个马克加邦报告"》（上中下，古斯柯出品）。

什么能吃，什么不能吃？

人们会因为信息太多，左思右想，不得其解。

可以把《马克加邦报告》和《中国健康调查报告》封为两大宝典。

两大报告的研究内容，可以作为饮食指导。

吃得越多，
身体越胖越不健康

◉ 儿童也要限制食量，才能健康

断食为何能治疗疾病？

为什么从单细胞生物到哺乳动物，用限制热量（卡路里）的方法，就能延长生命。

谜底是衰老蛋白质和长寿基因。

"在抗衰老研究中，大部分的动物实验，都是从断奶期或青年期开始进行限制热量的，直到生命结束。"（后藤佐多良，东邦大学名誉教授，网络专栏"健康长寿"）

也就是说，"从幼年开始限制热量的话，延长寿命的效果更明显"（后藤教授）。

"有报告称，虽然中年以后进行限制也能延长寿命和抗衰老"，但是如果从小开始的话，会更长寿。

所以，我们确实应该摒弃以往营养学的一些错误观点。

◉ 落后营养学的结局，"胖子的帝国"

"让孩子好好吃饭"是现代营养学的入门课程，但其本质是营养学误区。

其实，"营养越多越健康"是特别粗暴的理论。

原来如此。人们受此理论影响，一直以来尽可能地摄取大量营养。

他们吃大量的食物，最后肥胖到无法动弹，就如现在的美国被揶揄为"胖子的帝国"一样。

忠实地践行"近代营养学之父"沃伊特理论一些错误观点的他们，结果变健康了吗？

现在，美国人的健康水平在发达国家中排位落后，而医疗费却很昂贵……

美国男性的心脏停搏死亡率是中国男性的17倍，美国女性的乳腺癌死亡率是中国女性的5倍。预测21世纪出生的美国儿童，每3人中就有1人患糖尿病。而黑人及拉美裔的这一比例为每2人中有1人患病。

这就是人们"想吃多少就吃多少"的结局。

◉ 体格吃得越大，越不健康

"养孩子，要让其稍微饥饿和寒冷。"

这是日本江户时代的学者贝原益轩的《养生训》中的教海。要让孩子感到些许"饥饿"和"寒冷"，这样就可以培养健壮的体格和长寿的体质。

放到现代可能会被控告"虐待儿童"。

现代营养学的一些错误观点和江户时代的劝诫，哪个阐明了真理，一目了然。

另外，日本自古以来就有"体格大的人寿命不长"的说法。

这是告诫人们"年轻时营养过剩只会短命"。限制热量的长寿实验可以证实古人的远见卓识，实在令人敬佩。

"越吃越健康""体格越大越健康"这一近代营养学的误解，已经土崩瓦解，应该是"越吃越生病""体格越大越不健康"。

即使老了才开始少食，
也能延缓衰老

● 节食使老年斑减少 2/3，而脂肪食品使其翻倍

那么衰老的具体现象是什么呢？

"随着年龄的增长，体内'特殊蛋白质'会增加。"（后藤教授）

这是一种因氧化而发生变质的"异常蛋白质"，是衰老蛋白。

例如，老年人的身体表面会发生色素沉淀，也就是"老年斑"。

这就是异常的衰老蛋白质在皮肤上沉着的结果。但是有报告称，"限制热量"的老鼠"老人斑"减少了 2/3。也就是说，"限制热量"减少了衰老蛋白质，使肌肤恢复年轻。一般来说，"衰老是无法停止的"。然而，"限制热量"的话，不仅能"延缓衰老"，还能"恢复年轻状态"。

相反，如果给老鼠喂富含脂肪的食物，"老年斑"就会翻倍。

可以看出，脂肪食品以 2 倍的速度加速了衰老。

"脂肪细胞生成了特殊的有害激素，对全身产生了不好的影响。"（伦纳德·葛兰特教授，见后文）

这也是对现代饮食生活方式的警告。

也就是说，喜欢吃油炸食品和油腻食物的人，容易衰老。

◉ 衰老蛋白质减少，人会变年轻

像这样，体内不断增加并积累年轻时不会出现的异常蛋白质，最后变老。衰老蛋白质的积存引起了阿尔茨海默病和白内障等各种衰老疾病。也就是说，衰老蛋白质加速了衰老。所以，只要抑制衰老蛋白质的生成，防止其在体内积累，就能延缓衰老。

那么，衰老蛋白质是怎么增加的呢？

在老年的动物组织中，发现了部分结构发生变性的酶。构成这种酶的蛋白质，经过稍微加热，功能很容易被损坏。

这种蛋白质就是衰老蛋白的一种，构成这种蛋白质的酶被称为"热不稳定酶"。

因此，如果研究"热不稳定酶"量的变化，就能测定衰老的程度。

◉ 通过限制食物排掉衰老蛋白

后藤教授等人通过小白鼠实验观察了这种"热不稳定酶"（衰老蛋白）因限制食物而发生的变化。其结果是，限制食物2个月后，脑组织中的衰老蛋白几乎减少到了年轻老鼠的量。

肝脏中的衰老蛋白减少得更加显著，食物限制 1 个月后就减到了年轻老鼠的水平。

衰老蛋白在热量被限制的 1 ～ 2 个月内，与年轻老鼠处于同一水平，这说明老年老鼠延缓衰老了。

"通过限制食物，可以看出异常蛋白质（衰老蛋白）的分解、消除变得亢进，蛋白质变'年轻'了。""限制食物有可能使机体恢复到年轻的状态。"（后藤教授）

通俗地说，如果机体处在空腹或饥饿状态的话，就会分解、除去体内异常的衰老蛋白，并排出体外。这就是"排毒作用"。

这里，请不要忘记断食（fasting）的两大作用是治愈力和排毒能力。上述实验证实了排毒能力。

◉ 少食使人延缓衰老

那么，人在上了年纪之后，想延缓衰老就不可能吗？

并非如此，衰老蛋白中有一种"氧化改性蛋白质"。

随着年龄增长，这种蛋白质不断在人体内增加，这就是衡量衰老的指标。

另一方面，继续给老鼠喂食少量食物（少食），观察发现，"氧化改性蛋白质"的比例减少到年轻老鼠的水平。也就是说，上了年纪之后进行六分饱断食的话，也可能延缓衰老。

由于限制食物，异常的衰老蛋白质被分解、排泄，其工作原理如下所述。

普通的健康成年人，可以使蛋白质的合成和分解保持平衡。

这种平衡叫"动态平衡"。那么，少食和断食是如何分解和去除使人衰老的异常蛋白质的呢？

要知道，从外部摄取的食物越少，肝脏对蛋白质的分解就越强。

也就是说，当输出超过输入时，有害蛋白质就会被去除。

因为少食、断食中断了蛋白质的输入，为了保持平衡，必须把衰老蛋白质分解、去除掉，所以发生了延缓衰老的现象。

长寿基因，
揭开年轻和衰老之谜

◉ 保护其他遗传基因不受"伤害"

这是抗衰老领域划时代的发现。

之前，已知有延缓衰老的基因，发现并证明这一点的是伦纳德·葛兰特教授（麻省理工学院）。教授还著有《探求不老》一书。他将新发现的长寿基因命名为"Sirtuin 1"，论文刊登在科学杂志《细胞》（在线版）上，引起很大反响。该论文指出，通过激活 Sirtuin 遗传基因，"线虫的寿命变为原来的 2 倍"。

之后，对长寿基因的机理也进行了阐释。

为什么激活长寿基因会延缓衰老呢？

因为，长寿基因起着保护其他遗传因子不"受伤"的作用。

所谓衰老，简而言之，是因为遗传基因"受伤"，引起了"肉体的变化"。

我们的生命之源遗传基因，在日常生活中经常因活性氧和紫外线等负"伤"。遗传基因的"伤"在细胞进行分裂的同时被各个细胞传承下去，于是，肉体衰老。进而 300 多项"衰老指标"将从"年轻"变为"衰老"。这也是生命体的宿命。

虽然这不能避免，但是可以延缓。

◉ 过食不能形成遗传基因保护层

虽然生命体会衰老，但是也有延缓衰老的机制，就是长寿基因。

为了保护其他遗传基因不受活性氧和紫外线的伤害，长寿基因会经常释放出能保护其他基因的酶。限制热量（卡路里）的话，酶就会和辅助物质合体，开始进行保护活动。这种"辅助物质"就是辅助酶发挥作用的物质。

这样，所有遗传因子将会加强联合，屏蔽活性氧和紫外线带来的伤害。这就是长寿基因预防衰老的机制。

也就是说，热量被限制，长寿基因才能发挥作用。

但是，当过食导致热量过剩时，辅助酶的辅助物质会变得过大而无法合体，因此酶就无法保护遗传因子了。于是，遗传因子就会受到活性氧和紫外线的攻击，被伤害得遍体鳞伤，从而加速衰老。

长寿基因不只有 Sirtuin。

到目前为止已经确认了约 50 种长寿基因。

今后可能还会陆续发现与长寿相关的遗传基因吧？

例如，美国加利福尼亚大学的 S. 斯平德勒教授在老鼠实验中发现"少食"能使 19 种遗传基因延缓衰老，证明了少食可以延缓改善由：①炎症；②压力；③代谢异常；④遗传基因异常；⑤癌症等引起的衰老。

甲田医生也证实了这一点。

"在甲田医院，实行少食疗法的患者中，可以看到不少人变年轻。这些患者的皮肤很光润，女性激素分泌得很好。"

这些延缓衰老的基因也被认为是长寿基因的一种。

如果断食，
不孕和勃起功能障碍都会
得到改善

——精力充沛，提高生育能力

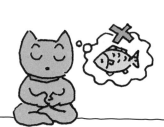

夫妻断食后，
生育能力提高了！

◉ 与其做昂贵的不孕不育治疗，不如配合断食

"开始进行断食的男士早上恢复勃起，高兴地说：'断食果然很厉害。'断食就能提高生命力——也就是性爱能力。"（山田鹰夫）

专业医生和断食指导者说道："断食能改善不孕和勃起功能障碍（ED）！""饱食是导致不孕的原因之一，吃多了反而会导致生理功能变弱。"

热海断食道场原法人平川郁先生（见前文）说："吃多了会削弱生理功能""特别是生殖能力会变弱"。

年轻人精子少等不育问题正在激增。但也经常听说有的夫妻进入断食道场之后，很快就怀孕生子。

他们给断食道场寄来很多感谢信……

"夫妻一起断食的话，可能很快就会怀上孩子。今后，道场也将针对不孕症进行指导。与其花 100 万、200 万日元治疗不孕，不如试试配合断食，会有意想不到的效果。"（平川氏）

很多人感到吃惊，断食竟然可以改善不孕和勃起功能障碍。

那么，为什么越是"少吃的人"越容易生孩子？越是"少吃的人"精力越强，越不会发生勃起功能障碍呢？

◉ 解开"多子"之谜

一些人也没做什么特别的事，为什么小宝宝却能一个个地降生呢？

"吃的是粗茶淡饭，也没吃过什么好东西，为什么能生这么多孩子呢？"

原因就是"没吃过什么好东西"。

断食对于生命体来说是一种"危机"。这种危机促使生命体打开生存能力开关。如果是人体的话，免疫力、排毒能力等会提高。

同理，生殖能力也会提高。

比起花费数百万日元治疗不孕症，不如配合断食

◉ 200 万日元被花掉!

"如果怀不上孩子，就请尝试断食吧。"

我在演讲时极力劝说。

在某次演讲结束后，一位年轻女性胆怯地向我走来。

"其实我也在进行不孕症治疗。"

我问她花了多少钱，听完之后，吓得直后退，据她说花了200多万日元。

"太可惜了，如果配合断食的话，你可能已经怀上孩子……"

她也很懊恼地咬着嘴唇摇头。

"不孕只能靠医院治好"这样的信息在误导我们，并在媒体上传播，几乎所有日本国民都被影响了。日本被称为信息化社会，其实也存在信息茧房。

◉ 不顾营养和饮食生活的不孕不育症

我们看一下怎样治不孕不育症。

首先，不孕不育症被现代医学这样定义："虽然想要孩子，但是过了2年多的性生活，还是没有生孩子。"

这种情况下，会认定夫妻一方为不孕症或不育症。顺便说一下，世界卫生组织（WHO）对不孕不育症的定义为"1年之内没有孩子"。"不孕不育症"正如字面意思所示，被认定为疾病。

那么，医学上，哪些因素会导致不孕不育呢？

▶ **男性**：①制造精子能力障碍；②精子通路障碍（输精管堵塞）；③副生殖器障碍；④性功能不全（性无能）等。

▶ **女性**：①排卵障碍；②输卵管功能障碍；③子宫障碍；④宫颈管障碍等。

乍一看，让人吃惊。无论男女，如果单纯地把他们生殖器的功能障碍认定为不孕不育症的原因，就是机械地看待人体，也就是所谓的"人体机械论"，认为生病就是身体"零件"发生了故障。

既然"零件"发生了故障，要么修理，要么更换，就万事大吉了。

这简直就像修理机器人，只能说这种想法和理论真片面。

人不是机器，而是生命体。

超越人类智慧范畴的"生命"系统在绝妙地运转着。

"不孕不育"——不能机械地把原因仅归咎于输精管堵塞、

输卵管功能障碍等问题。其实，精子或卵子的缺乏和疲弱，背后隐藏着"生命力孱弱"这一重大问题。

然而，还有人仍旧机械地思考问题，打算使用男性激素或女性激素使精子、卵子数量增加，性质变活跃。

但是工作在一线的妇产科医生表示："单纯使用激素疗法对不孕不育症效果不佳，并且很危险。"

◉ 每 10 对夫妻中有 1 对不孕不育

现代医学罗列出导致不孕不育的因素，令人惊讶的是有时忽略了营养学。现在很多医疗机构已经确认了限制热量摄入或者断食能增加受孕的机会。自古以来，民间的断食道场就有此类事实存在。

医院里，有些治疗不孕不育症的医生们却忽略了这一点。

他们专攻给药、手术，甚至体外受精等技巧性的先进技术，忘记回头看一下是不是在饮食生活或者营养上出了问题。

所以，投入几百万日元治疗还怀不了孕，也实属正常。

调查时惊讶地发现，现代不孕不育症夫妇的比例约为每 10 对夫妻中有 1 对不孕不育。我认识的人当中就有几人不孕不育。即使被诊断为不孕不育，人们也会迫切地期望有个孩子，积极到医院就诊，但很少有人尝试断食的方法。

● 失败案例很多，第 2 次、第 3 次……可以打折

现在，在日本不孕不育症的治疗没有被纳入保险。所以，诊疗自由。

无论向医院申请多少次都可以。

我想查一下到底要花多少钱，然而却被医院里罗列的前沿技术吓得呆住。例如，体外受精、精子回收、卵子冻结保存等。

的确能在这里窥见，已经陷入人体机械论的现代医疗的悲剧，当然也有喜剧。

一般的价位如下：

▶ 人工授精：1.5 万日元以上……（无上限）

▶ 体外受精、胚胎移植：第 1 次 28 万日元，第 2 次 26 万日元，第 3 次以后 24 万日元……

▶ 显微受精、胚胎移植：第 1 次 35 万日元，第 2 次 33 万日元，第 3 次以后 31 万日元……

▶ 睾丸精子抽吸术（TESE）：显微受精费用再加 3 万日元以上。

▶ 囊胚培养：显微受精费用再加 3 万日元以上。

▶ 二阶段胚胎移植：显微受精费用再加 8 万日元以上。

▶ 受精卵冷冻保存：1 年 8 万日元以上。延长保存（每年）4 万日元以上……

（来自"珍爱女人诊所"网页）

高额费用令人目瞪口呆，该诊所很直接地做了如下说明：
"越是拼命治疗不孕不育，费用就越高。""很遗憾，不孕不育
在保险制度上受到冷遇，毫无办法。"

◉ 断食既经济实惠又能有助于怀上孩子

这些治疗不能保证成功怀孕、生子，所以价目表上会写第
2次、第3次的价格，并且还可以打折，这就相当于让消费者
自己认同手术会失败一样。

就这样，一次又一次地对先进医疗抱有一丝希望，把仅存
的大额存款投进去。看到他们迫切的身影，总觉得这是徒劳。
最后，花了数百万日元才怀上孩子，也不知道到底是医疗的功
劳，还是自然妊娠的功劳。

另一方面，不用说断食道场的费用跟前沿的医疗相比要便
宜得多。并且断食在改善不孕不育症的同时，也会改善肥胖、
心脏病、糖尿病等其他疾病。

人类的精子数量在 50 年内减少了一半

◉ **环境激素使雄性雌性化**

男性的精子数量急剧减少。据说在大约 50 年内，人类的精子数量减少了一半，这样的结果令人无法平静。

据调查，自 1940—1990 年精子数量约从 1 亿 2000 万个（每毫升）锐减到 6000 万个。这是丹麦的斯卡贝克博士对世界上 21 个国家约 1.5 万人的精子进行详细调查的结果。

博士还警告说"睾丸肿瘤增加了 3 倍"，并且还指出"精子数量每年以约 2% 的势头持续减少，25 年后可能减少到 3000 万个左右"。

仅仅半个世纪，男性的生育能力就减半了，事态越来越严重。

研究人员强烈怀疑罪魁祸首是环境激素，被称为内分泌系统扰乱物质，是扰乱激素功能的化学物质。就是这种物质正在使自然界的雄性雌性化。

◉ **97% 的男学生患有不育症**

科学家们怀疑环境激素有雌激素作用，即使超微量的物质进入体内，也能使男性女性化。这可能是全世界男性精子锐减的原因。

日本男性的精子减少问题更严峻，1998 年帝京大学医学部的报告令人震惊。调查了体育系 34 名男生的精子，只有一个人（3%）达到正常水平。

WHO 定义了不育的基准：①精子数 2000 万个以上；②精子活性度 50% 以上。没达到的话，会被认定为不育症，这是妊娠最低水平。然而，本应精力旺盛的学生当中，竟然有 33 人（97%）处于不育症的水平。进行这次实验的押尾茂讲师在另一个实验里得出结论，20 多岁的男性中，每 50 人只有 2 人精子水平正常。两份实验结果一致。

1998 年，专门治疗不育症的大阪 IVF 诊所也得到同样的调查结果，19 岁到 24 岁的 60 名年轻人中，57 人（95%）有以下情况：①精子畸形等精子"异常率"超过 10%，超过 10% 会发生不育；②精液过少占 43%；③精子缺乏症占 40%。这些数值令人不可置信。"这些精子异常的患者比不育症患者更难处理。"（据诊所《日本不孕学会报告》，1998 年 11 月）

20 岁左右的年轻人中竟然有 95% 因为精子异常而不育……

健康的生活方式

◉ 有机农户的精子数量是平均数量的 2 倍

在瑞典的研究中，虽然平均精子数量和世界其他地方一样下降到 5000 万个左右，但是实施有机农饮食的男性的精子数量却有 1 亿个，是平均数量的 2 倍。

他们食用无农药蔬菜和无添加食品，这种自然的生活，使精子数量得以保持。

这表明，精子异常可能与生活方式密切相关。

所以，在你前往不孕不育诊所花高价钱治病之前，应该改变一下生活方式，这才是重点。

健康的生活方式如下。

▶ **少食主义**：理由如上文所述，断食能提高受孕机会。回顾以往，饱食是精子锐减的一个原因。我觉得饱食和环境激素是无法怀孕的两大原因。首先，我推荐六分饱饮食法给饱受不孕不育困扰的夫妇。我一天只吃一顿饭。虽然已经 67 岁了，但是头发黑黑的，肌肉发达，感觉精力比年轻时更好。

▶ **素食主义**：比起肉食，素食可能会更健康。过量肉食使死亡率增加，疾病的发生也成倍增长，大肠癌增长 5 倍、乳腺癌增长 4 倍、糖尿病增长 3.9 倍、心脏病激增 8 倍……美国素食运动领袖霍华德·莱曼在著作《你还在吃肉吗》（拙译，三交社出品）中明确说道："肉食伤害人类。"

"应该吃什么？"这是动物界低等的智慧，然而人类却已经忘记了。

以下不健康的事物应极力避免。

▶ **汉堡**：请不要忘记，非常喜欢汉堡的 77% 的年轻人，其精子异常程度已达到了不育的水平。实验中，精子减少的人群承认"经常吃汉堡，讨厌蔬菜、水果和鱼"。

▶ **牛肉盖饭**：肉里潜藏着意想不到的危险，就是农药残留。

九成的农药残留通过肉食进入人体。牛肉消费增长 5 倍，日本由于激素导致的癌症也激增了 5 倍。激素会使生殖器官受到损伤，引发卵巢癌、子宫癌、乳腺癌、前列腺癌等疾病。所以，毫无疑问，食用含有大量生长激素的牛肉是日本不孕不育症激增的原因之一。在牛肉盖饭连锁店里，一碗盖饭 380 日元，价格低廉，很受年轻人欢迎。

▶ **可乐**：经常喝可乐的男性有精子减少的风险。丹麦的征兵检查结果显示，每周喝 15 瓶以上（500 毫升）可乐的年轻人，精子数量减少到 68%，精子浓度减少到 71%。

▶ **人工甜味剂**：阿斯巴甜代糖（商品名 Pal Sweet）被称为

"恶魔的甜味剂"。虽然被冠以"减肥糖"的美名售卖，但要知道这不是砂糖而是人工甜味剂。如果给老鼠食用的话，老鼠正常活跃的精子数会下降到64%。

虽然宣称千分之一的浓度"对动物没有影响"，但还是对精子造成了损害。

▶ **吸烟**：吸烟的男性精子数量会减少。众所周知，香烟中含有数千种有害物质。所以，如果想要怀孩子的话，必须戒烟。

▶ **杯面**：纸杯会溶解出化学物质，本身又含有很多食品添加剂的垃圾食品。有研究报告表明，杯面是精液减少症的诱因。

▶ **环境激素等**：一些合成洗涤剂、合成沐浴露、化妆品、洗发产品等产生的"经皮毒"由皮肤渗透到体内。所以，请使用自然物质，回归到自然的生活吧。

▶ **拳击短裤**：穿紧身内裤的男性精子数量会减少，紧身牛仔裤也不行。因为睾丸紧贴身体，温度会随体温升高，所以，还是让下半身凉爽一些吧。

▶ **电磁波**：把手机放进裤兜里的话精子数量会减少约30%。一直把笔记本电脑放在膝盖上用也不行。有报告指出，电磁波会使精子数量减少。

如果避免以上不良事物的话，诸位男性朋友一定会精力复苏，和伴侣提高怀孕机会。

健康的生活方式能更好地保持生殖能力。

少食、粗食的自然生活方式能提高性能力。

具体来说，就是吃糙米、杂粮饭，吃芝麻、海苔等海藻类食物，常喝草药茶。还有就是吃富含锌的牡蛎等贝类，因为锌能提升性能力。

「笑」是良药，「感谢」是灵药

——笑一笑，自然杀伤细胞就增长6倍！

"断食"和"笑"
是调养疾病的两大法宝

◉ 笑产生的免疫力对癌症有用

我曾写过一本书《被抗癌剂杀掉》（花传社出品），在读者中引起很大反响。

"我很清楚抗癌剂是有毒性的，那么，怎么办才好呢？"

后来，我被读者要求介绍一些替代抗癌剂的"癌症治疗法"。

于是，我总结了《笑的免疫学》（花传社出品）这本书。

这本书不光是治疗癌症的指导手册，更是治疗疾病的指导手册，同时也是"大笑疗法"的前沿报告。

大量的实验证明了笑能增强免疫力。

美国西新英格兰大学有一个实验，让一组学生观看喜剧视频大笑，发现免疫球蛋白 A 会增加。这种免疫物质有防止细菌和病毒侵入人体的作用，证明了"笑"能提高人体的防御功能和治愈功能。

读到这里，你应该会想到。

笑和断食的功能异曲同工。

是的，"断食"和"笑"正是人类调养疾病的两大法宝。

瑜伽推崇断食疗法的同时，也大力推崇"笑"。最近"大笑瑜伽"成为世界性话题，其本家印度也流行"大笑瑜伽"。早上人们聚集在广场上，一套瑜伽动作结束之后，开始一齐"哈哈哈……"大笑。我也曾加入过公园里的"大笑瑜伽"小组，一开始很害羞，觉得这样做很奇怪、很好笑，因为好笑，反而开始跟着人群一起大笑起来。不愧是"大笑疗法"。

◉ 每天产生 5000 个癌细胞

你知道医生在告知患者患上癌症时，是怎么说的吗？

"你体内检查出了癌细胞。"

你大概会震惊得全身僵住、气血逆流、膝盖发软吧。

"啊……最后，我也得了癌症。"

绝望感贯穿全身，恐惧和不安从脚底袭来。

然而，如果医生这样对我说的话，我开口便会回答：

"开什么玩笑，你知道人体一天会产生多少癌细胞吗？"

医生应该会为难地低下头。

"从婴儿到老人，人体平均每天会产生 5000 个癌细胞。成年人身体里有数百万，乃至数亿个癌细胞都属正常。用显微镜找癌细胞的话，当然会找到。"

所以，体内没有癌细胞的人，根本不存在。

体内有癌细胞是正常的。

那么，为什么每天产生 5000 个癌细胞，大部分的人却没得癌症，而是健康地活着呢？

那是因为，作为"前线战士"的自然杀伤细胞等免疫细胞，发现癌细胞后会瞬间将其杀掉并清除。人体的免疫系统会把癌细胞当作损害健康的"异物"杀掉。

自然杀伤细胞会对其进行识别和攻击，这样的免疫网确实令人赞叹不已。

◉ 笑 3 小时可使自然杀伤细胞活性提升

所以，跟治疗感染一样，治疗癌症就要增强免疫力。除了增加与癌症战斗的"士兵"自然杀伤细胞之外，别无他法。

通俗地说，自然杀伤细胞的战斗力，就是人体与癌症战斗的自愈力。

自然杀伤细胞是 1975 年被发现的。这些"士兵"们有着有趣的脾气秉性，它们的攻击力会随主人的情感、心情而变。主人心情不好时，这些"士兵"也会心情不好；主人有干劲时，它们也会有干劲。

真是一支纯朴且忠实的护卫队。

有实验证明，自然杀伤细胞会随着笑而激增。

进行实验的是以"生存意义疗法"而闻名的伊丹仁郎

医生。他带着 19 名癌症患者访问关西的搞笑圣地"难波大花月"。

在那里观看漫才、吉本新喜剧等，让他们捧腹大笑。

然后，测定患者血液中的自然杀伤细胞活性。所谓自然杀伤细胞活性，就是对癌细胞的攻击力。实验发现，19 人中有 13 人（68%）自然杀伤细胞活性变强。

其中 O 先生的自然杀伤细胞活性激增了 6 倍。

也就是说，大笑可以使抗癌战斗力提升 6 倍。

这些说明，笑可以增强免疫力。

◉ 自然杀伤细胞活性强的患者寿命延长

美国得克萨斯大学的尚茨博士证明，癌症患者的自然杀伤细胞活性越强其寿命越长。在治疗患者（咽喉癌）之前，测定其自然杀伤细胞的强度并分为强、普通、弱 3 组。治疗之后，对比 3 组患者的"生存率"，自然杀伤细胞"强"的"生存率"为 83%，"普通"的为 62%，"弱"的为 40%，差距很大。

自然杀伤细胞活性强的患者比弱的患者存活率高一倍。

所以，癌症治疗的根本就是让自然杀伤细胞变强，提升"自然杀伤细胞活性"。

"然而，日本治疗癌症的机构，并没有采取和使用强化自然杀伤细胞活性的方法。"伊丹医生控告这一令人震惊的事实。

（《笑的健康学》，三省堂出品）

真是让人惊掉下巴。他继续控诉道："非但如此，连患者的自然杀伤细胞活性（是强还是弱）都不测定。"听了理由之后，不禁怀疑自己的耳朵，"那是因为，厚生劳动省没有认可自然杀伤细胞治疗癌症的效果。"（《笑的健康学》，三省堂出品）

◉"癌症治疗"的真相是杀戮

现在，日本医院的癌症治疗，不仅忽视了自然杀伤细胞的存在，还促进了"自然杀伤细胞的灭杀"。如果你被告知得了癌症，就会被送到医院，在那里进行三种标准化治疗。

抗癌剂化疗、放射治疗、手术，被称为"癌症三大疗法"。

这些方法在杀死癌细胞的同时都有杀死自然杀伤细胞的作用，其中典型的就是抗癌剂。

如果给癌症患者使用抗癌剂的话，相对弱小一点的自然杀伤细胞就会因为抗癌剂的毒性一个接一个地倒下。

就这样，体内约有 50 亿个士兵被歼灭……

高兴的只有癌细胞，因为攻击自己的士兵们死去了。

◉ 癌症患者免疫力下降

每每想到这种情形，我就会感到无力和愤怒。

抗癌剂疗法，会杀戮能打败癌症的我方士兵。

这对癌症患者来说，无疑是火上浇油，一边浇油一边喊："火没熄灭！""火越来越大了"。

放射疗法也一样，也歼灭了起免疫作用的自然杀伤细胞。另外，手术也会使免疫力下降。

癌症辅助治疗的秘诀：
笑、改善饮食、保暖

● 身心医学

证明了"笑"和自然杀伤细胞活性有关的伊丹医生，可以说是"大笑医疗"的传播者。

其划时代的实验受到日本国内外瞩目。于是，各地陆续实施了相同的实验。最后，所有实验都证明了"笑"能使自然杀伤细胞增多和活化。

这也是心理状态能影响身体状态的证明。

东洋医学一直有"身心如一"的说法。

众所周知，这是生命的基本原理。

但是，这却是西医近年来才认可的新事实。

"身心二元论"是西医以往的主导思想，认为"心"和"身"是不同的。唯心论、唯物论这两个概念的存在就是"身心二元论"的证明。近年来，西医终于承认了"身和心是相关的"。这就是所谓的"身心医学"（身心相关论）。瑜伽理论从1万年前开始，便建立在身心相关的基础上展开研究了。

◉"笑"能有效改善癌症

精神状态会影响身体,具有代表性的就是"笑的免疫学"。

免疫力是自然治愈力的一种,是"生命力"的体现。

"笑"使内心放松,可以让人从恐惧和紧张中解放。

于是,自然杀伤细胞变多,活性提高。

人一笑,大脑就会分泌快感激素(内啡肽)。

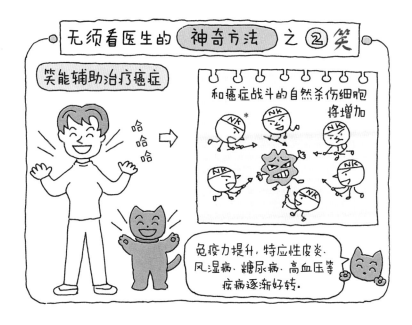

---

*编者注:自然杀伤细胞 (natural killer cell,NK) 是机体重要的免疫细胞,不仅与抗肿瘤、抗病毒感染和免疫调节有关,而且在某些情况下参与超敏反应和自身免疫性疾病的发生,能够识别靶细胞、杀伤介质。

身体充满了舒适感，这样自然杀伤细胞也随之增加，活性变强。

作为免疫学家而闻名的安保彻教授（新潟大学，当时）笑着说："愉快生活的话，可以辅助治疗癌症。"

我觉得这句话是至理名言。总是笑的人，自然杀伤细胞会增加，细胞活性也会提升。

因为，光是看舞台喜剧哈哈大笑 3 小时的话，自然杀伤细胞就会增加。

◉ 快感激素是自然杀伤细胞的饵料

某位研究者这样说道："自然杀伤细胞会把笑时分泌出来的快感激素和 β - 内啡肽当作饵料，供自身增殖使用。"这个说法简单易懂。

"笑"能辅助治疗癌症。

所以，如果你已经得了癌症，为了更好地治疗，请摆脱忧伤的情绪，先从心底里笑出来。

安保教授明确说道："辅助治疗癌症的方法有 3 种。"

笑、改善饮食、保暖——如此简单。

特别是"笑"在哪里都行，无须花钱，无不良反应。并且很容易做到。

"大笑疗法"辅助治疗疾病，
不花钱、无不良反应

◉ 假笑同样有效果

"突然被人说，你笑呀！可是，哪有那么容易。"

眼前看到一张面无表情的脸。其实，很多患癌症的人都是认真、固执、很难通融的人，属于交感神经比较紧张的类型。如果这类人群的副交感神经占上风，经常处于放松的状态的话，体内和癌症战斗的自然杀伤细胞将急速增长。

不要忘记"大笑瑜伽"，明明不好笑，所有人却装作好笑的样子"哈哈哈……"地大笑，身体就会发生奇妙的反应。

大脑和身体做出了跟真心发笑时同样的反应。

伊丹医生也通过实验证明了这一点："看镜子做出笑的表情，其效果和发自内心的笑一样。"所以，一开始照镜子假笑也可以。

不一会儿，会对自己莫名其妙的行为"扑哧"地笑出声，由假笑转为真笑。

另外，笑还能传染。例如，听相声时有一个人笑了，于是，周围的人也跟着一下子笑起来。那是因为大脑里的镜像神经元反射神经在起作用。

正如文字描述的那样，"镜像神经"就是想要和对方拥有同样情感的神经。

所以，只要听到对方爽朗的笑声，就会被带动，整个人都变得不一样了。

这就是"笑"的感染力，类似于电波。

美国的医学书籍对"笑不出来"的时候该怎么办这个问题做出如下解释：

"开心地逗他（她）笑"，他（她）就会不由得大笑。

◉ 大笑疗法的实践，单口相声和滑稽表演

"大笑的疗效"不光能辅助治疗一些癌症。

糖尿病、高血压、心脏病、抑郁症、痴呆……可以说"没有不能提供帮助的病"。

所以，我才会建议多笑。

"在全国医院设立'相声小品'窗口吧。"

如果你认为这是玩笑，那就难办了。前面说到"断食"能改善疾病，"笑"也能辅助治疗疾病，而医院本来就应该是治病的地方。

其实，已经有一批前沿的医生们在做"大笑疗法"，这令人感动。他们自发地去喜剧艺术家那里学习，并在患者面前表

演，让他们开心。确实存在这样的喜剧家医生。

这种有人情味的作风，令我敬佩。

在欧美医院，来医院巡回演出的滑稽演员（医院小丑）已经被认定为专职人员。其实，这就是大笑疗法的一种。让患者们笑，病情就会好转。一些医疗人士正在关注这个问题。

然而，在日本，医生和护士还在板着脸对待患者。

真是前途渺茫……

● 笑 30 分钟，相当于做 12 次仰卧起坐

"笑"的作用不光在辅助治疗癌症上。

首先，"笑"具有运动效果，可以跟腹肌训练相匹敌，真令人吃惊。笑会使膈肌上下浮动，让人不知不觉地做腹式呼吸。

于是，全身血液循环变好。

因此，产生了：①防止衰老；②血糖值降低；③寒证改善等效果。

有研究结果表明，看 30 分钟喜剧发笑，其运动效果相当于做 12 次仰卧起坐。

而且笑的话，心跳次数会从 90 次 / 分下降到 60 次 / 分。

这就是笑的放松效果。

当人体处于不安、紧张、生气等压力状态时，心率会上升到 100 次 / 分左右。

实验证明，笑可以使心率迅速下降。

也就是说，笑可以缓和压力，降低心率。

另外，有证据表明，看搞笑现场大笑的话，消除压力的效果会提升三成。另外，笑的人的皮质醇（压力激素）比不笑的人少三成。

◉ 大笑 5 秒相当于做 2 次深呼吸

令人吃惊的是，大笑使氧气的吸收量变多。大笑 5 秒，吸入的氧气量相当于 2 次深呼吸的量。另外，捧腹大笑吸入的氧气量是普通的 3 ～ 4 倍。

大笑的效果已经被实验证明。低氧是疾病的根源。

可以说，经常笑的人，氧气可以充分地摄入到体内。

有一个看单口相声让人大笑的实验，发现 64% 的被实验者大脑的血液循环变好，血液循环变好，就意味着大脑功能变好。

在记忆力实验中发现，笑 10 分钟后，实验者的平均记忆力的正确率由 67% 提升至 85%，提高了两成。

另外，实验也证实了笑能使血糖和中性脂肪含量降低。

换言之，笑能预防糖尿病、动脉硬化、脑卒中等疾病。

脑部功能测定实验证明了笑能使额叶变活跃。

额叶跟智力相关，所以，笑能让人变聪明。

改善风湿性关节炎，
笑比药都有效

◉ **患者对木久藏师傅大笑**

我们来看一下"笑"对哪些疾病有效。

风湿性关节炎。这种慢性疾病很难根治，患者苦不堪言。

竟然听听单口相声就能改善症状，真不可思议。

日本医科大学吉野槙一教授进行了一项临床试验，把 52
人分为 A、B 两组，A 组为 26 名平均患病 19 年（平均年龄 58
岁，全员女性）的患者，B 组为 26 名健康女性。

让她们听单口相声。登台表演的是人气单口相声演员林家
木久藏（现在的木久扇）师傅。吉野教授列出了 4 个项目进行
对比：①心情好坏的程度；②神经疾病的患病程度；③疼痛的
程度；④对神经系统、内分泌系统、免疫系统的影响……

在听单口相声之前调查①～④，得出以下结果：

A 组患者与健康的 B 组患者相比，有轻微神经问题、抑郁
症症状、紧张感强烈、免疫反应异常、炎症严重、疼痛感强烈
的表现。

实验当天，会场并不在单口相声剧场，而是设在医院的临

床讲堂。吉野教授等人拉开了红白的帷幕，台上摆着金屏风，宛如曲艺场。接着，木久藏师傅随着磁带的伴奏登场了……突然，磁带卡顿，师傅"扑通"摔了一跤。搞笑的突发事件使会场的观众爆笑起来。开场就成功地吸引了观众，开腔之后更是爆笑不断……

◉ 比药都有效

演出结束后，向全体人员询问了"有趣吗？"等问题。

实验表明，A 组患者在心情、神经、疼痛方面得到了显著的改善。而且压力激素皮质醇在 A 组患者中锐减，并且降到基准范围内。

使风湿性关节炎恶化的白介素 -6 的数值也明显下降。"目前无论使用任何药物，都无法在短时间内使该数值下降到如此程度。"（吉野教授）

也就是说，在治疗风湿病方面，"笑"发挥着惊人的效果，比药物都有效。"白介素 -6 有促进炎症的作用，会在风湿病患者体内大量分泌，导致症状恶化。听完单口相声之后，患者的白介素 -6 数值急剧下降，吉野教授深信不疑地说'笑是名医'。"（《笑的免疫学》，花传社出品）

◉ 笑能使紊乱的功能恢复正常

2003 年，吉野教授对笑进行了第四次挑战实验。这次主要研究风湿炎症的"抑制物质"。不出所料，让患者听单口相声之后，病情发生了惊人的变化，证实了一笑炎症的"抑制物质"就会增加。并且"炎症程度越高，抑制效果越明显"。

也就是说，"笑"使促进炎症的物质减少，使抑制炎症的物质增多，实验证明了这一绝妙的效果。

吉野教授激动地写道："快乐地笑能使人体紊乱的功能恢复正常，从而对抗炎症。而且跟药物不同，不会过度发挥作用。"

"笑"完全不用担心不良反应。

这真是大自然的恩赐啊！

笑可以控制遗传基因的开关
——糖尿病也能改善！

● 多笑有助于身心健康

前文已经阐述过断食、少食可以控制遗传基因的开关。

同理，"笑"也可以控制遗传基因的开关。

村上和雄博士（筑波大学名誉教授）进行了实验。

博士得到了吉本兴业的协助，在实验中验证了"笑"能抑制血糖值上升。2型糖尿病患者在观众席大笑的话，会被发现他们的饭后血糖值大幅下降。日本的糖尿病患者大多是这种类型。换句话说，这个实验证实了——"笑"是改善糖尿病的方法之一。

在此项实验中，甚至成功地解释了哪种基因的开关会开启，哪种基因的开关会关闭，意义重大。

博士在实验过程中，验证了23个遗传基因的变化。

可以说，这是世界医学史上值得铭记的伟业。

同时，证明了"心"可以使基因发生变化。

也就是说，"思想"可以激活基因，改变身体。

人们经常说"心想事成"或者"梦想成真"，这不仅仅是愿望，最后或许会变成现实。

◉ 对血糖升高有抑制作用

村上教授等人的实验有点滑稽。

实验以大学生为对象，分别测定了 2 种情况下的饭后血糖值：听无聊的大学课的情况（A 组因无聊而积累了压力）和听漫才的情况（B 组因大笑而释放了压力）。

结果 A 组积累压力，平均血糖值上升 123 毫克。而 B 组释放压力，平均血糖值只上升了 77 毫克。也就是说，实验证明人的血糖值上升量在听无聊的课程时，是在看搞笑节目时的 1.6 倍。反过来说，就是"笑"对血糖值有抑制作用。

这对于糖尿病患者来说是个好消息。

到现在为止，为了降低血糖值，医生给患者开的处方无非是注射胰岛素，或者服用降血糖药。

当然，药也会发挥药效，但同时，药的毒副作用也会引起各种症状。

这是药物疗法的缺陷。

村上博士明确表示"笑一笑"就能抑制血糖值上升，抑制程度约 40%。其他实验也确认了笑使血糖值下降 36.5%。所以，可以说"笑"有抑制血糖的效果。

它跟注射胰岛素和降血糖药的根本区别在于，"笑"完全没有不良反应。

糖尿病引起的并发症有：①心肌梗死；②脑中风；③动脉硬化等。

笑能使血糖值降低，同时，也可以预防这些致命的疾病。

并且，④神经障碍；⑤肾脏障碍；⑥视网膜症状等也可以被预防和改善。

确实，"笑"可以治病。

"谢谢！"等感谢之心
能改善疾病

◉ 感谢是肯定的、爱的心理状态

"说声'谢谢'，病就会好。"

这么说，会让人目瞪口呆吧。

"什么，竟然有这么傻的事……"

然而，感谢的语言疗效却在医学界备受瞩目。

这就是"心理疗法"。"心"和"身"是不可分割的。

"笑"可以说是十分舒适的心理状态。笑的话，大脑里的快感物质就会分泌出来，从而促进与癌症斗争的自然杀伤细胞的增殖。除此之外，还会增强其他生命力。确实有令人吃惊的"医疗效果"。

说感谢的话语也会产生同样的效果，感谢是"肯定"的心理状态。

同时也是"接受"的心理状态，是对对方抱有"爱"的状态。"肯定"的反义词是"否定"，"爱"的反义词是"恨"，是"讨厌"。

◉ 否定的心理会使体内产生"毒素"

当"心"是"否定"的时候，"身体"会有什么反应呢？

免疫学权威安保博士（见前文）解释得通俗易懂。

在"否定"的心理状态下，身体处于交感神经优势状态，是一种紧张状态，会分泌"不愉快"的肾上腺素，也被称为"愤怒的激素"。因为这种激素的毒性是蛇毒的3～4倍，如果在体内循环的话，自然会产生"不快"。另外，"否定"的"心"会使体内产生毒素，这种毒素也会刺激某种白细胞和粒细胞的增加。

与此相反，与癌细胞战斗的自然杀伤细胞减少。也就是说，如果"心"是否定的话，对癌症的抵抗力就会减弱，癌细胞就会增殖。

此外，肾上腺素还会使血糖升高。所谓交感神经紧张，就是一种防备外敌的状态。为了随时发动攻击，作为能量来源的血糖会增加。于是，血压上升，脉搏加快，为瞬间逃跑或者随时攻击做好准备。

所以，如果"心"变成否定的，身心会马上进入战斗状态。身心的紧张会产生压力，身体也会疲劳。因此，治愈力、抵抗力和免疫力会随之衰退。这就是否定之心的发病原理。

◉ "爱你的敌人"的深层意思是什么？

那么，生病的时候，症状痛苦的时候，试着说声"谢谢"吧。

这是一句"魔法语言"。

这样做的话，"心"就会变成肯定的状态，消除了交感神经的紧张，变成副交感神经占优势的身体状态。于是，身体会分泌快感激素内啡肽，而且还会分泌感动激素多巴胺和理性激素血清素。

也就是说，一句"谢谢"能给身心带来快感、感动、理性。

这些物质可以提高生命力和免疫力，这样，有助于疾病好转。

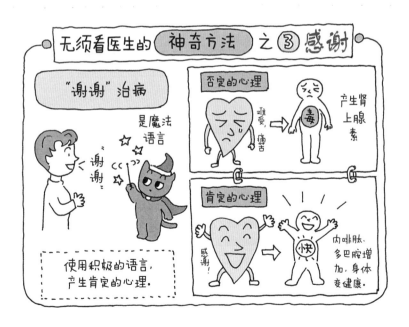

也就是说，"谢谢"这句话能提升疾病的治愈效果。

"憎恨"会使身体产生不愉快的肾上腺素，更加痛苦。

"爱心"可以促使身体分泌快感激素内啡肽，让人获得幸福感。

◉ 治愈身心的"魔法语言"

有些前沿医学家，对这个原理有很清晰的认识。

"……如果人不断地重复'难受''痛苦''已经够了'这些消极的语言的话，那么这些消极语言附带的不愉快的信息，就会作为一种刺激传达给大脑的边缘系统和基底神经节。相反，如果使用'谢谢''感谢'这样积极的词语的话，那么就可以给大脑边缘系统和基底神经节传达积极语言所特有的'快乐'信息。其结果是，解除脑内紧张感的血清素增加了。另外，快乐的神经激素内啡肽、多巴胺也增加了。于是，就可以祛除掉导致疾病和疼痛的压力物质。"（《改变命运，改变未来》矢山利彦著，商务社出品）

矢山利彦医生（矢山诊所所长）因进行癌症等疾病的替代疗法而享有盛名。

他是这样指导的：

①遇到讨厌的事情，要说"谢谢"。

②有好事发生的话，要说"感谢"。

总觉得，像在上小学的思想道德课一样……不好意思说出口。

医学也认可这些"魔法语言"的疗效。可以确定的是，每说一次"谢谢"，自然杀伤细胞都会有所增加，和"笑"有同样的效果。感谢之心带来快感，自然杀伤细胞则以快感为营养不断增加。

于是，即便是癌症也会有帮助。

"谢谢"→"快乐"的信息→内啡肽增加→自然杀伤细胞增加→癌细胞衰退→帮助癌症痊愈……

◉ **"性格"不好，癌症死亡的可能性增加**

"谢谢"能奇迹般地帮助癌症，这一生理现象已经得到了全世界医学界的认可。也就是说，通过控制心理来辅助治疗癌症，是医学上已经确立了治疗方法。

这就是癌症的心理疗法（心理肿瘤学）。

下面的研究证明了癌症受人的性格影响。

伦敦大学名誉教授艾森克博士的这项研究震惊世人。

"性格不同，癌症死亡率的差距有 77 倍之多。"

"改变性格的话，癌症的患病会降到不足十分之一。"

很多研究者断言"癌症是心理疾病"。

强调"辅助治疗癌症重要的是笑"的安保博士也说："压力引起紧张，使身体的血流速度变慢，身体温度变低、含氧量减少，癌症则多发在这些血液流速低，以及身体低温、低氧的地方。"

所谓的贤者就是活在 "笑"和"感谢"中的人

◉ 用"爱"接受一切

外部的感知信息刺激大脑，传入到脑部边缘系统的入口，杏仁核里。

在这里，大脑会使用记忆信息，来判断对这个刺激采用怎样的感性反应。

简单来说，就是判别"喜欢吗？"或者"讨厌吗？"。

一旦杏仁核判别为"喜欢"的话，快感信息系统就会起作用。

相反，判别为"讨厌"的话，不愉快的系统就会起作用。

"……当刺激传递到杏仁核的隔壁，自主神经中枢的下丘脑时，就会产生心率加快、血管收缩、血糖上升等交感神经紧张的反应。"（矢山医生）

也就是说，觉得喜欢就会产生"快感"，觉得讨厌就会产生"不快感"，身体反应会相反。

"谢谢"是将开关切换成"快感"的魔法按钮。

所以，要想真正睿智、富足地生活下去，只要"喜欢"所有就可以了。

所有的事情都可以"喜欢"。

就是用"爱"来接受一切。

生存于真理之中，首先要以"笑"和"感谢"来生活。

第 7 章

用『深呼吸』和『肌肉锻炼』的方法辅助治疗疾病

——深呼吸和肌肉锻炼可以保持年轻，预防衰老

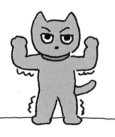

深呼吸促进血液循环，是疾病克星！

● 疾病皆因血流不畅引起

"少食长寿""深呼吸长寿"。

这是日本自古流传的养生秘方。

深呼吸可以使人长寿，有好的效果的例子数不胜数。

说它是"疾病克星"也不为过。

为什么这样说，是因为"深呼吸"的首要功效是促进血液循环。

从交感神经的紧张状态转换到副交感神经的放松状态，全身的血管都会被打开。

不要忘记所有的病皆由血流障碍引起。血流不畅的话，机体会陷入低营养和低氧状态，体毒排泄不掉，积存在体内。另外，由于血流受阻导致新陈代谢受阻，机体组织就会失去生命力、抵抗力和免疫力，有可能遭受感染或癌症等疾病侵袭。

这时，深呼吸法可以发挥威力。

深呼吸→改善血液循环→辅助治疗疾病……三个步骤能使病情好转。

具体来说，深呼吸对以下疾病有效。

▶ **癌症**：癌症容易发生在高血糖、低氧、低体温的部位。深呼吸法可以消除这三个因素。因此，深呼吸有助于癌症好转。

▶ **糖尿病**：过食是导致患病原因之一，除此之外，压力也是原因之一。深呼吸可以缓解压力，抑制血糖值。

▶ **心脏病**：压力导致的紧张是产生血管收缩、心肌梗死、心绞痛等疾病的诱因。深呼吸可以扩张血管，改善血液循环，有助于心脏病好转。

▶ **脑卒中**：脑出血、脑梗死是血管异常引起的，所以可以用相同的原理改善。

▶ **高血压**：深呼吸使血管扩张，脉搏稳定，有助于高血压改善。

▶ **肝病**：深呼吸可以修复全身的代谢功能。因此，肝脏负担得以缓解，有助于肝脏异常逐渐好转。

▶ **肠胃疾病**：交感神经紧张会给肠胃带来巨大压力，胃痛和肠痉挛就是其典型表现。另外，还有胃酸过多、胃溃疡、腹泻、便秘等表现。深呼吸可以使副交感神经占主导地位，肠胃处于放松状态。这时，会提升自然治愈力。

▶ **皮肤病**：典型的是过敏性皮炎。身体会得皮肤病是因为压力游走全身，最后以皮肤病的形式表现出来。因此，如果深呼吸能使副交感神经占优势的话，压力就会被抑制。而且深呼吸可以促进新陈代谢，沉积在皮肤细胞内的毒素也会被排出，使肌肤变得靓丽。

▶ **心身疾病**：这是自主神经的平衡被破坏的状态，深呼吸可以有助于其恢复，病情也会趋向好转。

▶ **抑郁症**：目前已经证明，有意识地深呼吸会促进脑内血清素的分泌，血清素也被称为快乐激素，其作用可以改善抑郁症和神经衰弱。

▶ **寒证**：深呼吸可以改善全身的血液循环，身体当然会慢慢变暖了。

▶ **白发**：白发的原因之一是发根的血液循环不通畅。由于缺营养和缺氧，抑制了黑色素的沉积作用。深呼吸可以打开毛细血管，改善血液循环，改善白发。但是前提是少吃肉类和动物性脂肪等酸性食品，停止使用对皮肤有害的合成洗发水、美发产品等。

▶ **秃头**：秃头、脱发也一样，都是血流不畅，缺乏营养引起的。所以，改善发根的血液循环，会有恢复的希望。在这之前，要杜绝使用有害的合成洗发水。因为一些合成洗发水的经皮毒可以渗进皮肤，导致脱发。

深呼吸能改变人生

◉ 身心和谐的秘诀在于呼吸法上

"控制身心的关键是呼吸。"

日本首屈一指的瑜伽导师冲正弘导师说："身体处于不稳定状态，精神错乱的时候，呼吸就会紊乱。使身心安定的第一个秘诀就是让呼吸安定。"（《实践冥想瑜伽》，日贸出品）

呼吸方法如下：

"用丹田呼吸，呼吸的幅度和深度都要足够。要领是，保持坐姿，先用鼻子呼出一口气，气息尽量排净。然后，剩下少量的气息'哈哈哈'地像笑一样，呼出去。"（冲导师）

这种方法被称为"禅定呼吸"。

如文字所示，是在修养时使用的呼吸法。

如下进行：

①胸部向左右伸展，下腹用力收紧腹部，吐气。在吐完之前一下子从下面卸掉力气，于是，深而大的气息就会自然进入。

②深吸一口气后，气息慢慢地从小腹里一点点挤出去。在全部挤出气息之前，静静地卸掉力气，空气则会自然地进入。如果是有意识地、有节奏地进行这种深呼吸的话，身心的安定

度会提高，呼吸也会变得安宁。

● **将意识集中在"精气神之本"丹田上**

这种方法很容易理解，要注意呼气比吸气长。

这就是深呼吸法，又叫"丹田呼吸法"。

注意力要集中在丹田上。

俗话说脐下有丹田，自古以来，在东洋医学中丹田被认为是生命的中心，位于肚脐和肛门连线的中间位置。

"丹田是'精气神之本'""人的所有动作都用丹田即腰腹力进行""气沉丹田，才能保持生命体的自然状态""丹田可以同时维持生理平衡、物理统一和大脑稳定"。[《瑜伽综合健康法（上）》，致知出版]

具体来说就是收紧肛门，将意识和力量集中在小腹上，并持续这种状态。

"锻炼丹田，可以促使自主神经发挥作用。"（冲导师）

前文提到，可以使交感神经和副交感神经恢复平衡。

使呼吸自然、和谐，在瑜伽中称之为"调息"。

● **氧吸收量是普通人的 2.5 倍**

"一开始要有意识地进行丹田呼吸法，持续下去的话，呼吸就会自发地进行。全身的肌肉都会配合呼吸，形成了既安静又祥和的胎式呼吸（全身呼吸）模式。""掌握丹田呼吸法的话，可以比普通人多吸收 2.5 倍的氧气。"[《瑜伽综合健康法（上）》，致知出版]

缺氧导致生命力衰弱。组织和脏器的低氧才是导致一些疫病的元凶。氧把消化吸收的营养物转化为能量的同时，也是神经的主要营养源。所以，缺氧会使神经细胞的功能下降。

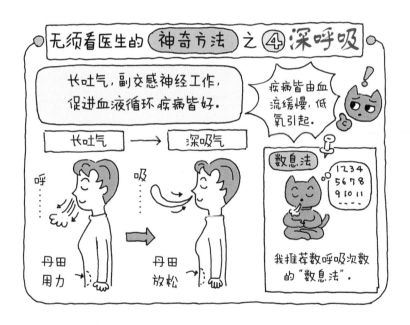

通俗地说，缺氧的话大脑功能会减退。"自然呼吸法所带来的身心安定，特别是精神安定可以调整人体的神经、激素和

细胞感受力，进而维持生命体平衡。人体的呼吸如实地说明了身心状态。所以，如果调整呼吸的话，欲望和感情也会被调整。这样一来，人体就会自然地感受到自己的适量饮食和适当运动。"［《瑜伽综合健康法（上）》，致知出版］

瑜伽的呼吸方法有很多，功能各不相同。

其共同点是腹式呼吸和深呼吸。

慢慢地数呼吸次数

◉ 简单易学的"数息法"

简单地说，就是从腹部开始，尽可能深而长地吐气。

我 20 多岁时，从一位韩国禅僧那里学习了"数息法"。

这是一种很容易就能掌握的深呼吸法。

数自己吐出的气，呼吸的要点首先从"吐气"开始，气息吐干净后，空气会自然进入体内。

那么，为什么要数呼吸次数呢？

是为了驱除杂念。即使被告诉"请让大脑放空"，一般人也很难做到。越不想思考，脑海中越会浮现各种杂念和想法。

有趣的是，人会对某些印象产生生理反应。例如，一想到好吃的食物就禁不住涌出唾液，大家都一样。

如果心身对每个杂念都做出反应的话，就无法从交感神经（紧张）转移到副交感神经（缓和），无法实现深呼吸的目的。因此，为了集中精力地呼吸，就要"数呼吸"。

修行者想出了一个非常好的方法。

"数息法"无论何时何地都可以进行。闭上眼睛，收紧肛门和臀部的肌肉，全身放松，以悠闲的心情进行呼吸。

首先，让我们慢慢地吐气……数到 10，数完之后，气息会自然吸地进来。就这样，再慢慢吐气数到 10。

◉ 指尖渐渐变暖！

在我 20 多岁的时候，了解到了"数息法"，从那时开始就一直实践，感觉很有意思。我的呼吸时间逐渐延长。现在，安静的时候可以数到 60 多。

也就是说，差不多每分钟呼吸一次！当然，也没有必要努力到这个地步，因为呼吸是不能勉强的。慢慢地、悠闲地呼吸尤为重要。

请尝试一下"数息法"中的深呼吸法吧。

这样的话，你就会注意到自己身体的变化。首先，指尖会变得暖暖的，接下来应该能感觉到全身变暖。那是因为深呼吸可以使身体从交感神经支配状态，调整为副交感神经支配状态，全身的毛细血管都张开了。另外，应该能感觉到脉搏变平稳。这样，血压和血糖值都会下降。这和笑有同样的生理效果。

笑实际上也是一种理想型的呼吸法。

"笑的呼吸法也很重要。笑起来的话，丹田就会充满力量，身心放松安定，促进血液循环。快乐地做事不容易疲劳，就是这个原因。"（冲导师）

◉ 病也能改善，有助于长寿

而且深呼吸还有如下功效。

"绵长而深沉地呼气的话，和肺部活动密切相关的膈肌和腹肌等呼吸肌群会强烈地收缩。内脏得到按摩，血液循环变好，内脏能好好地工作。"(《轻断食和长吐气式呼吸》，龙村修监修，蓝莲花出品）

这和"笑"的内脏按摩效果是一样的。

此外，由于自主神经恢复了平衡，激素分泌、消化系统、循环系统等生理功能的异常也会恢复。

可以说，只要深呼吸，慢慢地长吐气，健康就会慢慢地恢复。

无论何时何地，都可以免费治疗，令人烦恼的病痛也能改善，并且有助于长寿。

◉ 与其去医院，不如泡温泉！

还有一种不错的疗法，就是温泉疗法。

泡 10 分钟左右，安静地躺着休息 20 分钟左右。一天进行 3～4 次。从温泉出来后，全身暖洋洋的，感觉全身的血液循环都变好了。

众所周知，温泉还有很多功效。其中，促进血液循环就是重要疗效之一。

安保彻博士推荐的癌症辅助治疗的 3 种方法是笑、改善饮食、保暖。确实，温泉疗法是较为适合的方法之一。因为，光是泡在温泉的热水里，就会舒服得笑出来，身体也会变暖和。温泉旅馆提供的饮食是以山野菜为主的就更好了。所以，温泉疗法能有效辅助治疗疾病，建议大家尝试。

日本人自古以来在农闲时，会通过泡温泉来治愈身心，我们应该向古人学习。

"去泡温泉！"以此为口号吧。

预算有剩余的话，偶尔看看歌舞热闹一下，压力也会消失。

这可不是玩笑话，有钱交给医生，不如交给娱乐……（笑）

如果没钱去泡温泉的话，在家也可以进行温泉疗法。

仍然是泡 10 分钟左右，休息 20 多分钟。洗完澡后，躺在床上，敷上热乎乎的浴巾，好好休息。另外，足浴、腰浴等也能促进血液循环，起到排毒的效果。

为什么史泰龙这么年轻？
肌肉能释放抗衰老激素

◉ **叹服两大动作明星的年轻状态**

锻炼肌肉，能保持年轻。代表人物是演员西尔维斯特·史泰龙。

史泰龙20多岁时因出演震惊世人的杰作《洛奇》走红，至今仍活跃在好莱坞一线。在人气作品《敢死队》系列中，他胸肌隆起，上臂粗壮，英姿飒爽地登场。激烈的动作场面非常扣人心弦。

如果知道他那时的年龄，年轻人们会大吃一惊吧。他竟然71岁了，根本看不出来。头发黑黑的，体力充沛，看起来真年轻。

另一位好莱坞明星也让我惊叹不已，就是阿诺德·施瓦辛格。他是一位全身肌肉隆起的硬汉，体格魁梧，看着真的不像70岁。他在人气作品《背水一战》中了展现了扣人心弦的激战场面。

我在这里举出这两大肌肉型明星是有理由的。

两个人年龄相仿，实际上看着都很年轻，很有活力。

请不要扫兴地说："他们是好莱坞演员，很特殊。"

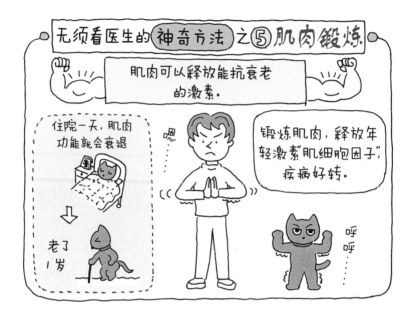

● 年轻激素——肌细胞因子

为什么他们与同龄人相比那么年轻呢?

解开这个谜底的关键是肌肉。

你听过"肌细胞因子"吗?这是肌肉分泌的"抗衰老激素"。

发现其存在是几年前的事。所以,大部分人没听说过也实属正常。

在那之前,一直认为肌肉只是消耗能量的组织。但是,近年来的研究表明,人体在使用肌肉时,会从中分泌出各种各样的活性物质，并释放出来。研究者们称之为肌肉激素。

肌肉也是激素的分泌器官！

到现在为止，已经确认了近 100 种肌肉激素物质。

人体肌肉大致可分为 2 类："白肌"和"红肌"。

两者分泌肌细胞因子的条件不一样。如果是白肌的话，需进行激烈的肌肉运动才能分泌；如果是红肌的话，平时轻微的动作也能分泌。也就是说，不管怎样，每次做肌肉运动，都会释放"延缓衰老激素"。

所以，我们就知道两位动作演员年轻、不老的理由了。

因为他们每天都在通过锻炼强化肌肉。

不能让"吃饭的家伙"——肌肉衰退。在训练过程中，首先要让肌肉分泌抗衰老激素。另外，十分发达的肌肉即使做简单的日常动作，也会不断地释放激素。

也就是说，发达的肌肉才是抗衰老激素的储备库。

那么，让我们来看看肌细胞因子的效果吧。

①减肥：作用于脂肪组织，分解脂肪，形成紧实的体型。

②改善代谢：作用于肝脏，促进糖代谢。

③预防动脉硬化：净化血管壁，预防动脉硬化。

④预防痴呆：作用于大脑，有预防痴呆的效果。

⑤抗衰老：正如其名可以延缓衰老。

⑥稳定血压：预防高血压，使血压稳定到理想状态。

⑦**预防糖尿病**：保持血糖正常，有预防糖尿病的效果。

⑧**长寿基因**：锻炼肌肉的话，就会激活长寿基因的"开"键。

并且，现在已经证实了肌细胞因子还有其他功效。

用一句话概括，这些功效就是"预防衰老"和"延缓衰老"。

而且，也证实了肌细胞因子的分泌量与肌肉量和运动量成比例。增加肌肉量和运动量的话，就能保持年轻。

也就是说，肌肉越多越能保持年轻。肌肉越活跃，身上的抗衰老激素就越多。

卧床不起与行走

◉ 日本有大量卧床不起的老人

有关肌细胞因子的发现，让人们不禁对日本医疗提出质疑。

迄今为止的日本医疗原则是保持"绝对安静"。所以，住院患者一整天都躺在床上。然而，近年来，医院"让人卧床不起"的恐怖操作开始受到人们的指责。

特别是日本的老年医疗。

据说日本卧床不起的老年人是欧洲的8倍，是美国的5倍。

我有一个朋友在人寿保险公司工作，当他去瑞典进修访问时，看到那边的老年医疗和看护机构后感叹道："日本的老年医疗是静止。"

"（瑞典）对老年人的看护不是让他睡觉，而是让他走路，尽可能地帮助他活动身体。通过锻炼，最后让他们能回到家里生活。"

我的这位朋友摇着头说道：

"日本不行。"

日本作为长寿大国，其现状是不佳的。眼看着那些卧床不起的老年人肌肉变松弛，只剩下骨头和肉，别说走路了，就连站起来都费劲。

用鼻插管来补充营养，排泄也插管。

还有胃被开洞，插入软管的异样的老年人，就是所谓的胃瘘。医院相关人员将这种方法称为"意大利面"疗法，有点讽刺。

你想迎接这样的晚年吗？

大概所有人都会摇头吧。

但是，日本有大量"卧床不起"的老年人。

住院加速衰老

某位老年医疗机构的医生发出了可怕的警告。

"过了 75 岁住院的话，可能会以 1 天为 1 年的速度衰老。"

住院仅 10 天的话，可能会使体力衰弱到 85 岁的程度！住院 20 天的话可能会老到 95 岁。

也就是说，由于肌肉急速减少，衰老速度加剧。

这不单单是老年医疗的问题。即使是成年人，过着卧床不起的住院生活的话，也会出现肌肉力量明显下降的问题。

请不要忘记肌细胞因子。

肌肉分泌着激活生命力的激素。

其分泌量是由肌肉量和活动量决定的。但是，住院会使这两项数值急剧减少。于是，生命活性激素也会急剧减少。

也就是说，肌肉力量衰退意味着衰老加剧。

大家都有过看望长期住院患者的经历吧。

你会发现，患者格外地消瘦和衰老，程度令人吃惊。

这就是"卧床不起"的残酷结局。

"在欧美，从手术后第二天开始，就让一些患者尝试走路！"

日本人对这种"粗暴"的做法感到吃惊。然而，欧美医学界之所以这么做，大概是因为他们已经发现，卧床不起会使体力和肌肉力量下降。

让住院患者尝试走路，锻炼肌肉

◉ 上下楼梯，运动效果增强

应该从根本上改变日本的住院医疗、老年医疗。

瑜伽导师冲老师（见前文）强调即使卧床不起，"只要动一根手指，也会牵动全身心的运动"。这样一来，"全身的生命力就会被激活"。

医院首先应该让患者走路。

我有一个朋友提倡斜坡运动。

克服斜坡走路，据说运动效果是普通步行的 20 倍。

医院都有楼梯，因此，如果让患者进行上下楼梯运动的话，应该可以防止肌肉萎缩造成的身体衰弱和衰老。另外，即使在床上躺着、坐着也一定要进行肌肉训练。（见后文的"肌肉静态锻炼法"）

如果医院不给做的话，就自己做。

否则，接受以 1 天为 1 年的惊人速度衰老。

◉ 生长激素也能防止衰老

除了肌细胞因子外，还有其他通过强化肌肉释放的激素，就是生长激素。

生长激素从幼儿期开始分泌，10 ～ 20 岁时在血液中浓度最高，20 岁以后分泌量急剧减少，50 岁以后会锐减到最高峰的 1/10 左右。也就是说，如果促进生长激素分泌的话，就可以年轻化，有这种可能吗？

分泌生长激素的决定性因素就是要有强劲的肌肉。即，强劲的肌肉能分泌生长激素。

使肌肉强劲的方法就是"消耗衰老的肌肉，锻炼年轻的肌肉"。

所以，每天的肌肉训练是不可缺少的。

英语中有一句谚语叫"用进废退。(Use it or lose.)"。

意思是用则进化，不用则衰退，即用进废退，医学上称之为"失用性萎缩"。史泰龙等肌肉型演员，通过肌肉锻炼释放各种肌细胞因子，体内的生长激素也随之增多。

可以有效地让肌肉释放生长激素的方法就是加压训练和做瑜伽动作。

前者是对抗皮带压力的肌肉训练。

后者是锻炼内在肌肉的精细运动。

每日只需 5 秒！
神奇的肌肉强化法

⦿ **请看"肌肉静态锻炼法"的效果**

我的胸围 106 厘米，腰围 76 厘米，是倒三角形身材，体重约 65 千克，身高 170 厘米。这 30 年来几乎没变。看到的人会对我粗壮的胳膊和发达的胸肌感到惊讶，问道："你做过什么运动？"当我回答"我每日只做 5 秒肌肉强化训练"时，大家更惊讶了。

我从 30 多岁开始进行肌肉静态锻炼法，此法基于运动生理学。

"一旦给肌肉施加最少 5 秒，最大负荷的 80% 以上的力道，肌肉就会变强。"

与"失用性萎缩"相对，在肌肉上施加 5 秒的强力负荷，肌肉增强，基因激活，肌肉细胞迅速增殖。

看到别人在健身房做几十分钟肌肉锻炼流汗如雨，自己会泄气吧。

5 秒钟的肌肉锻炼法对于做写稿等伏案工作的我来说很适合。

一天 5 秒，首先传授一下使肌肉变紧绷的方法吧。

▶**胜利者姿势**：是拳击胜利者面向观众摆出的胜利姿势，就是收紧双臂肌肉、胸肌、背肌、臀肌，甚至脚部肌肉也要用力。用力到全身颤抖，否则没有效果。

▶**祈祷姿势**：双手合十，身体两侧用力，尽力施压，可以锻炼上臂肌肉和胸肌。

▶**钩子姿势**：右手和左手的手指在胸前勾成钩，两侧用力，尽力拉伸，可以锻炼肩膀和背部的肌肉。

▶**重叠姿势**：左手掌心向上，右手掌心向下交叠，上下用力，可以锻炼胸肌和整个手臂的肌肉。5 秒后，左右手上下变换。

▶**交叉姿势**：毛巾在背后交叉，双手握住毛巾两端，双手用力拉。锻炼整个躯干肌肉。

▶**加压法**：用宽皮带紧紧地勒住腹部肌肉，腹肌用力。这是一种给腹肌加压的训练。我在写作时会做。多亏了这个训练，我的腹肌一直都很紧致。

请注意，以上任何一项训练都要屏住呼吸，意识集中在丹田，这是瑜伽呼吸法的一种，被称为"屏息法"。

"停止呼吸的话，内在力、统一力、注意力都会提高，全身的力量会集中在丹田。因此，平衡力和稳定力也会提高。""屏息法是连接身心的开关。"[《瑜伽综合健康法（上）》,

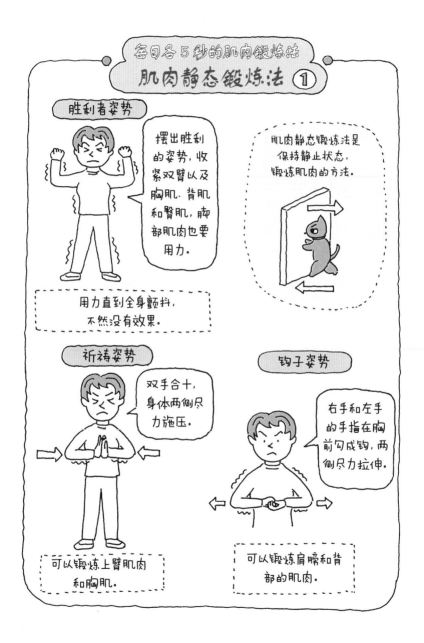

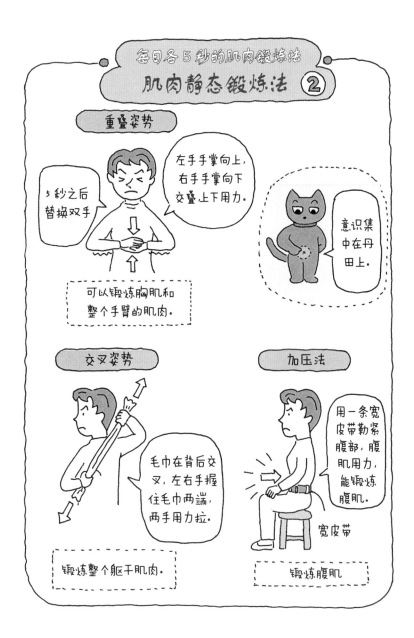

综上所述，肌肉静态锻炼法是每日 5 秒的轻松锻炼法。

而且零费用！跟"笑"和"深呼吸"有同样的效果。

即使不花钱，也可以轻易获得健康和长寿。

接下来只剩下实践和坚持了。

开心愉悦的同时，付出一点努力，就能得到很大的实惠。

◉ 五大"神奇方法"的推荐

①少食；②笑；③感谢；④深呼吸；⑤肌肉锻炼，都可以从现在开始。

当然，从多大年龄开始都不晚。

即使相当于人类 90 岁高龄的老年老鼠，在限制热量的摄入之后，都会明显地变年轻。

身体一有问题就马上吃药或者去医院？请不要这样做，改变一下习惯。

建议先按照本书内容，开始进行比较容易做到的断食吧。

然后，再尝试一下五大"神奇方法"。

如此轻松，便可获得健康！

你的脸上会露出惊讶的笑容。

后　记

影响逐渐扩大的断食圈

　　岛田旬志（滨松 S 断食高等专门学校）展望了未来的流行趋势："断食已经在藤原纪香、达比修有投手等艺人和运动员之间得到了广泛的普及。"

　　"断食这个词汇已经渗透到首都圈等地。"

　　之前人们对"断食""道场"之类的词语还不熟悉，现在逐渐对这个概念产生共鸣。

　　"提到断食，会让人想到苦行僧。觉得可怕，也不想瘦到那种程度……（苦笑）"（岛田先生）。

　　实际上，虽说是断食，但也有补充蔬菜汁的断食疗法，还有半日断食、3 日断食等各种方式。

　　日本断食的业界团体有 7 个左右。岛田先生的断食指导资格，是在其中一家很有历史的协会里取得的，是分子整合医学美容食育协会。这家协会聘用了 2 名特别顾问，分别是著名的饮食营养学家山田丰文先生，以及以酶断食闻名的鹤见隆史先生。该协会致力于指导矿物营养素断食，也就是补充微量营养素的断食。全国共有 200 所分部，断食网络已经发展到全国。

顾问山田先生非常有名，特别是在给专业运动员做营养指导方面。

"专业高尔夫选手横峰樱，以及整个专业棒球俱乐部巨人队等都在进行营养和断食的指导。此外，美川宪一、横纲的白鹏等艺人和专业运动员也热衷断食，因为健康是他们的资本。"（岛田先生）

藤原纪香的年轻状态、匀称且富有美感的体型和达比修有投手超人般的活力，都受断食活动的影响。常胜球队的巨人队选手们的强大，也多亏了断食的指导。

他们自我践行健康法，改善膳食，在各自的领域都取得了不小的成就。

断食不光对健康和美容有好处，作为医疗的新方法、新趋势，也引起了全世界医学界的关注。

"断食应该是极好的辅助抗癌方法。"（《TIMES》2012 年 02 月 10 日）

"断食疗法能辅助治疗癌症！"陆续出现了震惊世人的医学报告。

医生和研究者们把断食称为"不需要手术刀的手术"，对其赞不绝口。

其令人瞠目结舌的效果不仅仅体现在一些癌症方面，还有白血病、脂肪肝、高血脂、糖尿病、心脏病、支气管哮喘、癫痫、抑郁症、痴呆等精神疾病，还有失眠、勃起功能障碍，以及多发性硬化症等疑难杂症。

的确，现代医学曾经错过了掌握"改善疾病的妙法"的时机。现在以俄罗斯为首，各国的医院开始争先恐后地引进"不需要手术刀的手术"。

那么，你会选择哪种呢？

船濑俊介

本书是对 2014 年 1 月三五馆发行的《三日不食米，七成病痊愈》进行大幅度修改的修订版。

（完）